Aarthy Srinivasan

Odontologia legal: uma perspectiva protética

Aarthy Srinivasan

Odontologia legal: uma perspectiva protética

ScienciaScripts

Imprint
Any brand names and product names mentioned in this book are subject to trademark, brand or patent protection and are trademarks or registered trademarks of their respective holders. The use of brand names, product names, common names, trade names, product descriptions etc. even without a particular marking in this work is in no way to be construed to mean that such names may be regarded as unrestricted in respect of trademark and brand protection legislation and could thus be used by anyone.

Cover image: www.ingimage.com

This book is a translation from the original published under ISBN 978-620-7-81047-5.

Publisher:
Sciencia Scripts
is a trademark of
Dodo Books Indian Ocean Ltd. and OmniScriptum S.R.L publishing group

120 High Road, East Finchley, London, N2 9ED, United Kingdom
Str. Armeneasca 28/1, office 1, Chisinau MD-2012, Republic of Moldova, Europe
Printed at: see last page
ISBN: 978-620-7-90376-4

ODONTOLOGIA FORENSE: UMA PERSPECTIVA PROTÉTICA

RECONHECIMENTO

Ofereço as minhas fervorosas orações e a minha gratidão a Deus Todo-Poderoso pelas bênçãos que me derramou e que me guiou em cada passo.

Estou extremamente grato ao **Dr. S. Peter**, Presidente do grupo de instituições Madha, por ter fornecido as infra-estruturas e os recursos ao longo do meu currículo

Expresso a minha humilde gratidão, sinceridade e respeito ao meu estimado Professor **Dr. Sainath** MDS, Diretor, Madha dental college & hospital, Kunrathur, Chennai. Estou-lhe grato pela sua orientação, crítica construtiva, audição paciente e apoio moral ao longo do meu curso de pós-graduação e sem os quais este projeto não teria sido possível.

Gostaria de expressar a minha sincera gratidão para com a minha Professora e orientadora, **a Dra. Sharmila Hussain,** MDS, Directora do Departamento de Dentisteria Protética da Faculdade de Medicina Dentária de Madha, uma grande professora que sempre foi uma fonte de inspiração ao longo do meu currículo.

Expresso os meus sinceros agradecimentos ao meu Diretor e HOD **Dr. Venkatakrishnan** , MDS , PHD, Departamento de Dentisteria Protética, Tagore Dental College, por todos os esforços meticulosos, **orientação paternal**, encorajamento constante, sugestões construtivas, ajuda atempada e orientação valiosa em todos os meus esforços, fazendo sobressair o melhor do meu trabalho. Agradeço-lhe o seu apoio incansável e a sua dedicação.

Tenho a grande sorte de contar com o sorriso sempre encorajador da minha **filha P.**

Harshini e do **meu filho P. Shashwin**, que me incentivaram constantemente a concluir com êxito este trabalho.

Expresso o meu profundo sentimento de gratidão à minha **Mãe,** ao meu **Pai** e ao meu **Irmão** pelo seu encorajamento, amor, grandes sacrifícios, confiança inata, sem os quais não teria chegado onde estou hoje. Estou-lhes eternamente grato por tudo o que fizeram por mim.

As palavras são inadequadas para mencionar o apoio, o encorajamento e a inspiração do meu marido, **Dr. Pandithevan**, que é tudo para mim.

Por último, gostaria de agradecer a todas as pessoas que foram importantes para a realização bem sucedida desta dissertação e peço sinceras desculpas àquelas cujos nomes me terão escapado inadvertidamente.

Índice

INTRODUÇÃO

A palavra forense deriva do termo latino forensis, que significa "do ou perante o fórum". A história do termo tem origem na época romana, em que uma acusação criminal implicava a apresentação do caso perante um grupo de pessoas públicas no fórum. Tanto a pessoa acusada do crime como o acusador faziam discursos com base nas suas versões da história. O caso era decidido a favor do indivíduo com o melhor argumento e a melhor apresentação. Esta origem está na origem dos dois usos modernos da palavra forense - como forma de prova legal e como categoria de apresentação pública. No uso moderno, o termo forense no lugar de ciência forense pode ser considerado correto, uma vez que o termo forense é efetivamente um sinónimo de legal ou relacionado com os tribunais.

A odontologia forense, ou medicina dentária forense, foi definida por Keiser-Neilson em 1970[1] . como "o ramo da medicina forense que, no interesse da justiça, se ocupa do manuseamento e exame adequados das provas dentárias e da avaliação e apresentação correctas dos resultados dentários". Este ramo tem sido utilizado há muitos anos para a identificação de vítimas e suspeitos em catástrofes em massa, abusos e crimes organizados. Existem três grandes áreas de atividade que abrangem a odontologia forense atual, nomeadamente

1. Exame e avaliação de lesões dos dentes, maxilares e tecidos orais resultantes de várias causas
2. O exame de marcas com vista à posterior eliminação ou eventual identificação de um suspeito como autor do crime
3. Exame de restos dentários (fragmentários ou completos, incluindo todos os tipos de restaurações dentárias) de pessoas ou cadáveres desconhecidos com vista à sua eventual identificação[2] .

Sem registos dentários exactos e completos, a possibilidade de identificação dentária forense é praticamente impossível. Um registo dentário "completo" aumenta consideravelmente a capacidade do dentista que efectua a identificação forense de uma vítima possivelmente conhecida de utilizar radiografias e restaurações como potenciais marcadores de identificação.

Outras actividades que são possíveis graças a um registo dentário preciso e detalhado da vítima potencialmente conhecida incluem o registo das características dentárias e cranianas, a documentação radiográfica dessas características e a elaboração de um relatório forense relativo a essas descobertas[3] .

Os dentes naturais são os órgãos mais duráveis nos corpos dos vertebrados e a compreensão da humanidade sobre o seu próprio passado e evolução baseia-se fortemente em vestígios dentários encontrados como fósseis. Os dentes podem persistir muito tempo depois de outras estruturas do esqueleto terem sucumbido à decomposição orgânica ou à destruição por outros factores, como o fogo[4] .

Os antropólogos, especialmente os que têm formação forense, efectuam uma análise, quer os restos de esqueletos estejam completos ou incompletos. São utilizadas muitas técnicas diferentes para obter diferentes tipos de informação. Estas técnicas variam consoante a parte do esqueleto que está a ser examinada. Por exemplo, a idade pode ser estimada a partir da dentição, da sutura ou do fecho epifisário, de alterações na sínfise púbica, de alterações na superfície auricular do ílio e de alterações na extremidade esternal das costelas.

A utilização destes métodos em conjunto permite ao antropólogo chegar a uma estimativa mais exacta da idade, mas a exaustividade do esqueleto pode limitar as técnicas que podem ser utilizadas. (A análise antropológica fornece uma estimativa da idade, raça e sexo. A análise também pode incluir conclusões sobre traumas antemortem, perimortem e postmortem).

O processo de identificação tem três tipos ou fases. A primeira é uma identificação geral, que um antropólogo geralmente fornece quando os restos mortais estão completa ou maioritariamente esqueletizados. Este tipo é uma descrição geral do indivíduo, qual o sexo, a idade, a raça e a estatura da pessoa na altura da morte. Os antropólogos também podem estimar o intervalo post-mortem (PMI), ou seja, o tempo decorrido desde a morte. As informações fornecidas pelos antropólogos podem levar os investigadores da polícia a possíveis identidades para o indivíduo desconhecido. As comparações entre as possíveis identidades e o indivíduo desconhecido podem levar os investigadores a uma identificação presuntiva ou positiva.

A identificação presuntiva também pode ser feita com base em tatuagens, provas circunstanciais, objectos pessoais ou reconstrução facial. Este tipo de identificação não é cientificamente confirmado, mas pode ser aceite como definitivo quando não há suspeitas de jogo sujo e não existem outras razões para dúvidas.

A identificação positiva é cientificamente comprovada, geralmente através de comparação dentária, correspondência de ADN ou impressões digitais. A identificação do cadáver, em que um familiar ou amigo próximo identifica o indivíduo através da visualização do corpo, também é aceite como identificação positiva. No entanto, a identificação do cadáver não está isenta de erros humanos e não é possível quando o corpo se encontra em estado avançado de decomposição ou gravemente danificado por traumas como o fogo ou a mutilação[5] .

O governo federal instituiu a Equipa de Resposta Operacional Mortuária em caso de Catástrofe (DMORT)[6] . Trata-se de um programa do Sistema Médico Nacional de Catástrofes e de uma equipa de resposta a nível federal destinada a prestar assistência mortuária em incidentes com vítimas mortais em massa. A DMORT trabalha sob a alçada de autoridades jurisdicionais locais, tais como médicos legistas, agentes da autoridade ou gestores de emergências. O DMORT responde a um acidente mortal em massa apenas quando solicitado por um município através dos canais federais apropriados. Em fatalidades em grande escala, os membros do DMORT podem ajudar a identificar as vítimas através do exame dos restos dentários recuperados. Os membros da equipa DMORT que são chamados para ajudar as autoridades locais podem contactar um dentista para obter informações sobre o paciente antemortem ou para esclarecer informações previamente recolhidas. É a equipa DMORT que também tem a difícil tarefa de decifrar caligrafia ilegível, abreviaturas obscuras e códigos ou acrónimos pouco claros. Por vezes, a DMORT tem também de traduzir línguas estrangeiras e resumos abreviados nos registos, a fim de fazer identificações positivas.

Nos países onde são atribuídos números de identificação únicos a cada indivíduo, as dentaduras podem ser marcadas com esse número para permitir uma identificação positiva. Ao longo dos anos, vários métodos de marcação de dentaduras têm sido relatados na literatura.

HISTÓRIA

O domínio da medicina dentária forense não é novo. A história da medicina dentária forense remonta a 66 d.C. No tempo de Nero, 66 d.C., o corpo de Lollia Paulina foi identificado através de dentes. Paul Revere foi o primeiro dentista forense nos Estados Unidos a identificar um soldado revolucionário através de uma dentadura. Desde 66 d.C. até aos últimos anos, os dentistas têm desempenhado um papel importante na odontologia forense.

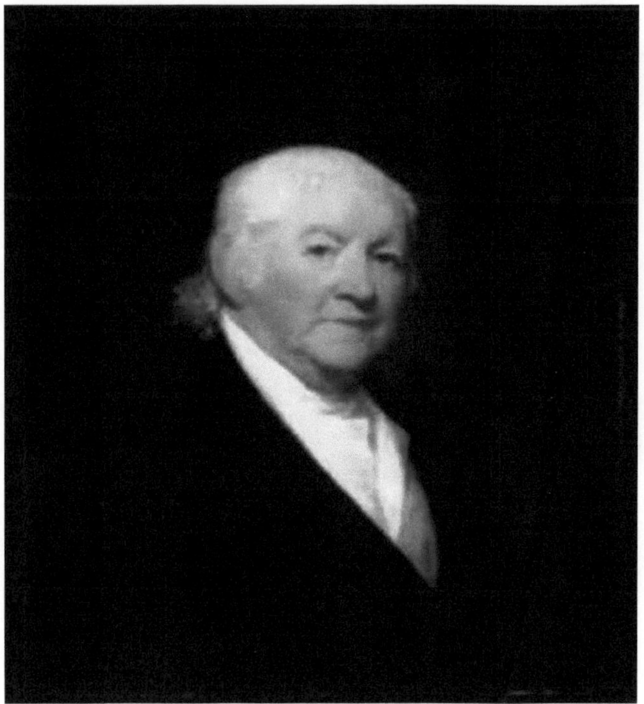

Paul Revere

O primeiro caso relatado de identificação dentária foi o de um guerreiro inglês de 80 anos, John Talbot, conde de Shrewsbury, que caiu na batalha de Castillon em 1453[7] .

De acordo com English et al.[8] , a utilização das rugas palatinas foi sugerida como método de identificação pela primeira vez em 1889 por Allen. Em 1983, Kotze introduziu uma classificação para o padrão das rugas.

A marcação de dentaduras foi utilizada em vários casos em Adolf Hitler e Eva Braun, no falecido primeiro-ministro indiano, Rajiv Gandhi, e no falecido presidente do Paquistão, Zia-ul-Haq[9] ; no atentado bombista contra o World Trade Center de Nova Iorque, no cerco de Waco Branch Davidien e em inúmeros acidentes aéreos e catástrofes naturais.

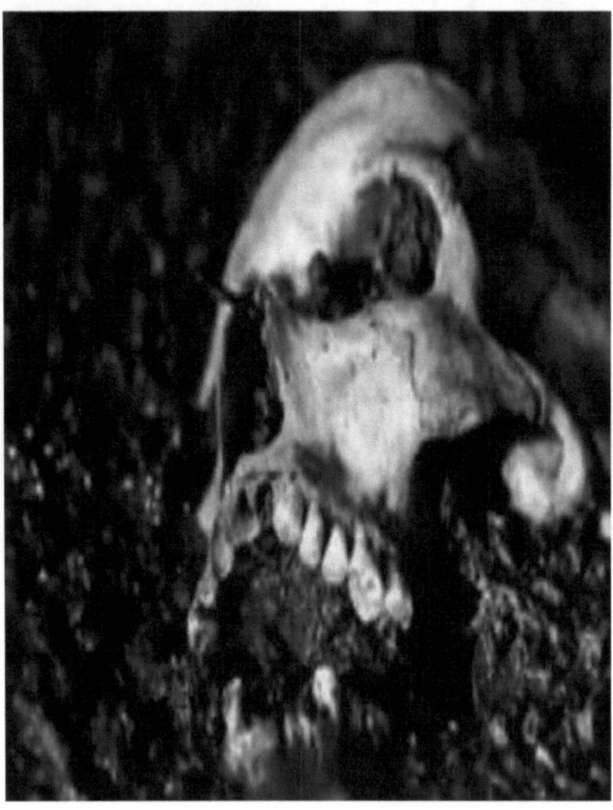

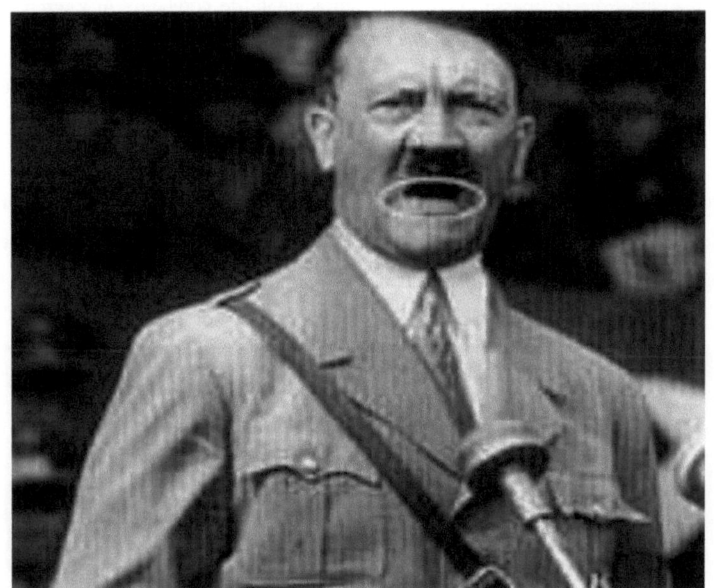

Adolf Hitler

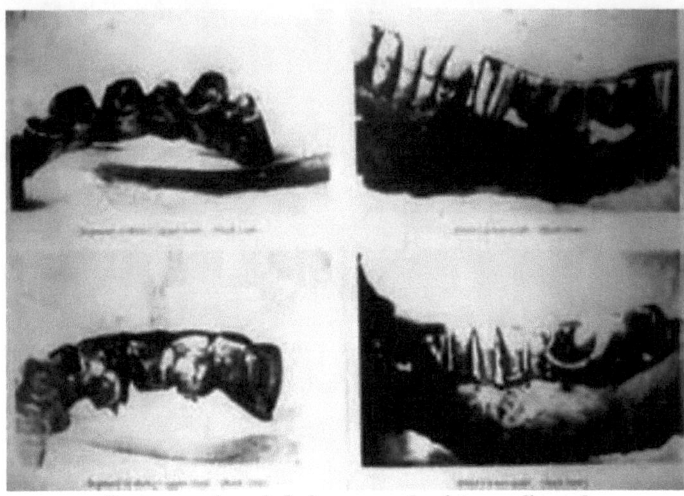

Ponte superior e inferior esquerda vista por lingual

Numa catástrofe de massa envolvendo um acidente de comboio em Zagreb, na Croácia, apenas 5% das vítimas foram identificadas, ao passo que 33% e 100% dos cidadãos britânicos e eslovenos foram identificados, respetivamente, numa colisão de um avião apenas por meios dentários[10].

Do mesmo modo, no tsunami tailandês de 2004, 61% das vítimas foram identificadas apenas por métodos dentários, 1,3% por ADN, 19% por impressões digitais e 18% pela combinação de mais de um tipo[11].

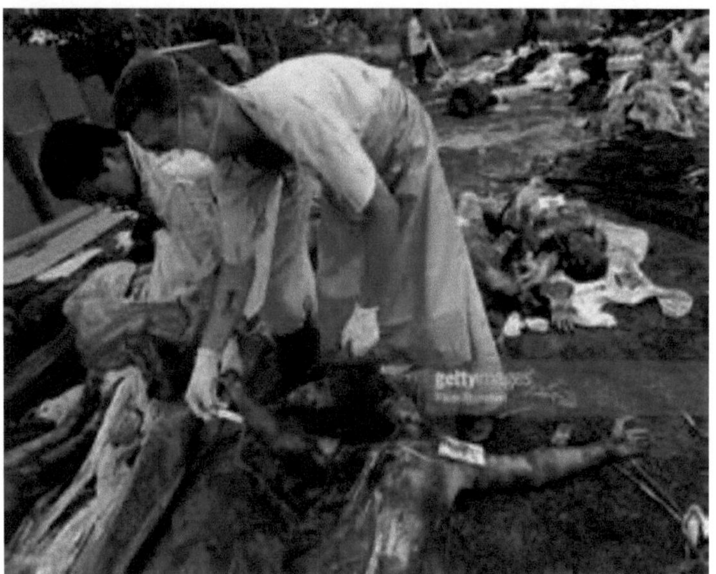

Tsunami tailandês

A identificação humana é uma das questões mais difíceis com que o homem tem sido confrontado. A disciplina forense diz respeito à aplicação da ciência e da tecnologia à deteção e investigação do crime e à administração da justiça, exigindo os esforços coordenados de uma equipa multidisciplinar[12]. A identificação dentária continua a ser um dos métodos de identificação mais fiáveis e frequentemente aplicados, predominantemente através da comparação de registos ante-mortem e post-mortem[13] . O estabelecimento da odontologia forense como uma disciplina única foi atribuído ao Dr. Oscar Amoeda (Pai da Odontologia Forense)[14] .

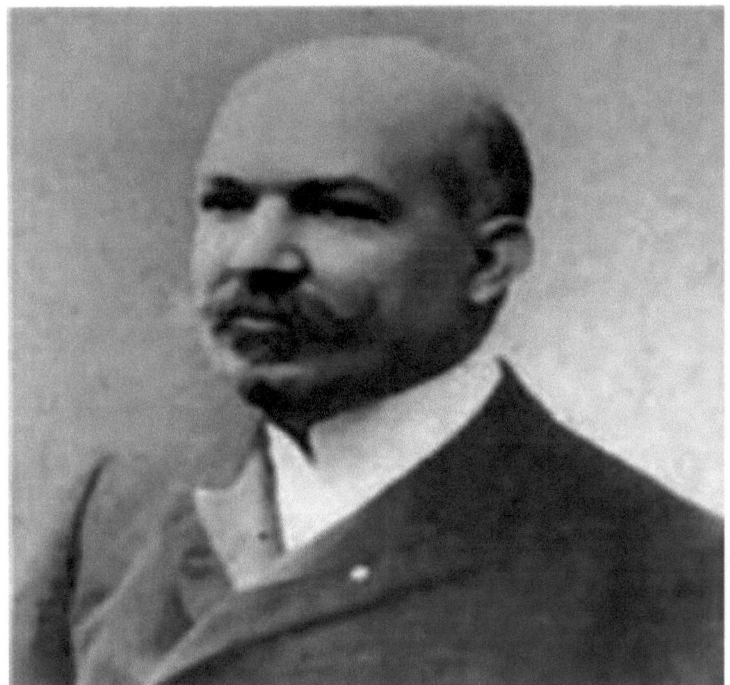

Dr. Oscar Amoeda

As aplicações importantes da odontologia forense incluem a identificação de restos mortais humanos através de registos dentários e de assistência no local do crime; em casos de suspeita de abuso de crianças ou adultos através de marcas de mordidelas ou lesões físicas; determinação da idade e do sexo de pessoas vivas ou mortas e depoimento como testemunha especializada em tribunal para apresentar provas dentárias forenses[15] .

REVISÃO DA LITERATURA

Desde a antiguidade que as próteses dentárias têm sido utilizadas para identificar vítimas de desastres naturais e de massa. Por exemplo, Fiske et al. (1986) mencionaram um método permanente, que envolvia o corte de um canal na prótese dentária e a marcação da base ou a inserção de uma tira marcada. O canal era então preenchido com resina acrílica autopolimerizável.[16]

Stevenson, em 1987, sugeriu a utilização de uma lâmina descartável envolvida em fita adesiva para cortar o nome do doente ou o número da segurança social em linhas rectas na superfície vestibular do rebordo distobucal e depois esfregar um lápis de chumbo ou uma caneta de tinta sobre os sulcos finos para os tornar mais evidentes. Sugeriu também um procedimento alternativo, em que poderia ser utilizado um lápis afiado para escrever o nome ou os números na superfície de tecido seco da dentadura. A sua opinião sobre o método era que este exigiria observações frequentes, possivelmente a cada 3 a 4 semanas, e seria o método de escolha para doentes hospitalizados a curto prazo.[17]

Heath et al. (1988) mencionaram uma técnica em que a superfície rugosa de uma prótese acabada podia ser temporariamente marcada com uma caneta de ponta de fibra e estas marcas podiam ser protegidas contra a abrasão com camadas de selante.[18]

Oliver (1989) aconselhou a utilização de tiras de resina de dentadura parcialmente polimerizadas que se unem à base após a polimerização. Para proteção das marcas contra a abrasão, sugeriu a colocação de uma camada adicional de resina sobre a etiqueta antes do polimento final.[19]

Lamb (1992) publicou um método simples para a identificação permanente de dentaduras. Nesta técnica, mencionou a utilização de folhas de resina acrílica autopolimerizável transparente com 4 a 5 mm de largura, rugosas num dos lados. O nome do doente e o código postal ou outras marcas de identificação foram escritos ao contrário no lado rugoso, utilizando uma caneta de ponta de fibra fina. Após o fecho do ensaio, a etiqueta marcada foi colocada com o lado da tinta virado para baixo no local escolhido, antes de fechar o frasco e processar normalmente.[20]

Dimashkieh e Al-Shammery, em 1993, propuseram um procedimento para marcar coroas e próteses parciais fixas que permite a rápida identificação de vítimas falecidas, uma vez que as restaurações metálicas têm uma elevada resistência a todas as agressões e estão cimentadas aos dentes e não podem ser facilmente removidas. O gravador pode ser utilizado pelo dentista para escrever o nome e marcar a prótese fundida com exatidão, sem custos adicionais para o paciente.[21]

Ryan et al., em 1993, descreveram uma técnica em que uma barra de resina PMMA transparente em forma de T é construída cortando cera de placa de base e depois é processada e acabada em PMMA transparente. É fixada uma etiqueta de identificação impressa (de tamanho reduzido, com a face impressa para dentro) na secção plana da barra. Em seguida, a barra é polida à superfície para produzir uma janela transparente que exibe a etiqueta de identificação. Este procedimento é fácil, económico e eficaz em termos de tempo[22] .

Berry et al. (1995) sugeriram uma técnica pós-fabricação para identificação de dispositivos protéticos. Conceberam uma broca especial para preparar um local de preparação ideal na base da prótese. A etiqueta de identificação com o nome, as iniciais, a carta de condução ou o número de segurança social do doente foi gerada por computador num estilo de letra fácil de ler, com um tamanho de letra de 4 ou 5 pontos. A etiqueta foi colocada numa ranhura de 4 mm de largura e 1 mm de profundidade na prótese. Foi colocada uma gota de monómero no local de preparação antes da colocação final da etiqueta. Foi utilizado um pequeno pincel para colocar pequenos incrementos de polímero de resina transparente saturado. A prótese com a etiqueta virada para cima foi então colocada na taça de gesso cheia de água quente e curada numa unidade pressurizada (20 psi) durante 15 a 20 minutos[23] .

Coss e Wolfaardt (1995) mencionaram um sistema de identificação de próteses em que uma máquina de etiquetagem era utilizada para imprimir uma etiqueta numa fita de 9 mm ou 12 mm. A etiqueta foi inserida no flange lingual da prótese mandibular e posterolateralmente no palato ou vestibularmente à tuberosidade da prótese maxilar. A resina acrílica autopolimerizável foi colocada sobre a etiqueta e curada numa unidade de polimerização por pressão[24] .

Alexander PM, em 1998, descreveu que o sistema de identificação suíço é constituído por um chip de informação codificado, selado no esmalte do dente com um enchimento de material compósito vermelho resistente ao fogo. A cor vermelha garante a rápida localização do chip de informação no centro de identificação do local do desastre. Uma unidade de microprocessamento permite que um operador, utilizando um teclado de máquina de escrever, coloque na sua memória 13 caracteres alfanuméricos, tais como o número de segurança social (SSN).[25] Os caracteres, gravados como uma série de pontos, são facilmente lidos com a ajuda de uma lente manual. O chip é selado numa cavidade preparada no esmalte lingual do dente selecionado com um enchimento de material compósito vermelho e a técnica de ataque ácido. Este sistema de identificação forense, simples e fiável, permite a identificação rápida e positiva de vítimas de catástrofes como acidentes de avião, batalhas, inundações e incêndios.

Ling (1998) sugeriu um sistema de microetiquetagem de próteses por computador. A informação de identificação pessoal do doente, como o nome, o sexo, o número do cartão de identificação nacional e o país de origem, foi impressa por computador utilizando um carácter de tamanho de letra de 8 pontos. A etiqueta foi depois fotocopiada numa transparência em tamanho reduzido de 50% e tratada quimicamente com uma solução adesiva de ésteres de ácido de cianoacrilato. O microetiqueta foi então incorporado na prótese durante a fase de embalagem ou, em alternativa, o microetiqueta pode ser incorporado após o fabrico da prótese[26] .

Bansen et al., em 2011, descreveram uma técnica de etiquetagem dentária fácil e económica que cumpre todas as especificações exigidas pela ADA para a marcação de próteses. A etiqueta não apresenta sinais de deterioração, é cosmeticamente atractiva e pode satisfazer todos os requisitos forenses de uma prótese adequada.[27]

Indira et al., em 2012, efectuaram um estudo para estabelecer a identidade individual utilizando padrões de rugas palatinas. O grupo de estudo consistiu em 100 modelos de estudo, todos os quais eram indivíduos com mais de 14 anos de idade. A classificação de Martin dos Santos foi seguida com base na forma e posição para avaliar a individualidade do padrão das rugas. Cada indivíduo apresentava padrões de rugas diferentes, incluindo gémeos dizigóticos, e os padrões de rugas não eram simétricos, tanto em número como na sua distribuição. O estudo preliminar efectuado mostra que não existem dois palatos iguais em termos de padrão de rugas.[28]

Nuzzolese et al., em 2012, propuseram duas escalas colorimétricas, com e sem medidas lineares, e com angulações de 90°, seis cores de hematomas e três círculos com calibradores preto e branco, que devem ser usados para a fotografia forense de lesões envolvendo a epiderme de indivíduos caucasianos.[29]

O artigo de revisão de Thomas et al. (2014) explica o papel de um prostodontista na odontologia forense e analisa os pontos fortes e fracos de vários métodos envolvidos na etiquetagem de próteses. A literatura dentária foi pesquisada através do Science Direct, Ebsco Host e MedlineZPubMed de 1979 a 2012, utilizando várias combinações dos seguintes termos: Identificação forense, Rotulagem de próteses, Marcação de próteses, Odontologia forense, Palatine Rugae.[30]

Venkateshwaran et al., em 2014, discutiram sobre um novo marcador de prótese dentária que utiliza um código de barras 2D incorporado na paleta de prótese acrílica. Este não mostrou qualquer diferença em relação aos marcadores metálicos e foi melhor do que os marcadores fotográficos, em termos de preparação e incorporação nas próteses.[31]

Ragendra baad et al. (2015) propõem que os números de identificação nacionais sejam incorporados em todas as próteses removíveis e fixas, de modo a adotar uma UPIC única e definitiva com o objetivo de obter um método de identificação uniforme, padronizado, fácil e rápido a nível mundial para a identificação forense.[32]

EVOLUÇÃO DA MEDICINA LEGAL EM PRÓTESE DENTÁRIA

Mais frequentemente, as dentaduras (completas ou parciais) podem ser encontradas dentro ou perto do local onde o corpo foi encontrado. Podem ser úteis como auxiliares de identificação. As hipóteses de identificação de uma pessoa desdentada que usa dentaduras são menos difíceis em comparação com as de uma pessoa dentada. Assim, por exemplo, as dentaduras etiquetadas ou marcadas são muito úteis: Em abril de 1968, um corpo gravemente mutilado na linha férrea em Mt. Kuringai, perto de Sydney, foi positivamente identificado como sendo de um doente do Parramatta Mental Hospital, que estava desaparecido há várias semanas. A identificação foi possível graças a uma dentadura superior em acrílico com um nome inscrito.

Significado da etiquetagem de dentaduras em investigações forenses:

A marcação da prótese é importante pelas seguintes razões 3[3,34,35] :

a. Serve para identificar um portador de prótese desconhecido em casos de amnésia ou senilidade, perda de memória, casos psiquiátricos, homicídio, suicídio, vítimas de incêndio, explosão, inundações, terramoto, acidente de avião ou guerra.

b. Nos casos de perdidos e achados, a prótese pode ser devolvida ao proprietário.

c. É essencial um método rápido e exato, para além da impressão digital, para a identificação das pessoas.

d. No laboratório, os técnicos de prótese dentária terão mais facilidade em identificar uma prótese, especialmente na fase de remoção de rebarbas, se esta estiver marcada/etiquetada.

e. Para garantir a entrega correcta da prótese ao respetivo doente.

A rotulagem da prótese deve consistir apenas no nome ou juntamente com outros detalhes, como o número da segurança social, o número da carta de condução e o código da cidade. Geralmente, a combinação do nome e do número de identificação utilizados no interior de uma prótese é uma grande ajuda e evita erros de identificação ou atrasos na identificação. Ao contrário do acrílico, os aparelhos de cobalto-crómio resistem à fusão, mesmo em alguns casos de restos incinerados. No entanto, devido à dureza do metal, os dentistas não podem marcar os aparelhos de cobalto-crómio na cadeira.

Um aparelho de resina totalmente em acrílico, como uma prótese total ou uma prótese parcial totalmente em acrílico (ou aparelho ortodôntico), pode ser marcado com o nome completo do doente num substrato (papel, metal) e selado discretamente na superfície de uma prótese através de vários processos antes da entrega. Podem ser usadas inserções metálicas de materiais como banda ortodôntica de aço inoxidável, material de banda de matriz, material de aço de calço ou alumínio. Recomenda-se a utilização de um marcador de prótese de inclusão, de preferência metálico, de modo a resistir às agressões pós-morte mais comuns. [36]

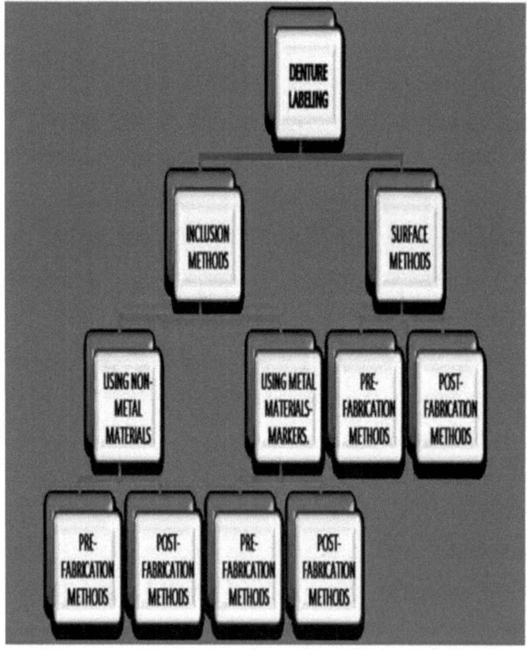

Classificação dos sistemas de etiquetagem de próteses[30]

Em muitos casos de desastres aéreos em que os membros são completamente queimados, alguns materiais de prótese, especialmente a parte posterior de próteses acrílicas e próteses à base de metal, duram mais do que a língua.[35,37]

Assim, a marcação das próteses dentárias (próteses totais e parciais, protecções bucais e aparelhos ortodônticos amovíveis) permitiria uma identificação rápida em caso de acidente ou catástrofe.

A Professora Sue Black, Directora do Centro de Anatomia e Identificação Humana da Universidade de Dundce, criou o CAHID (Centro de Anatomia e Identificação Humana). O CAHID dá formação e apoio a uma série de grupos, incluindo organizações internacionais de segurança e de polícia, para ajudar na identificação de vítimas de catástrofes.

A equipa de incidentes graves da esquadra de polícia de Stanley Road, em Liverpool, fez um segundo apelo aos profissionais de medicina dentária para que verifiquem os seus registos em busca de provas de contacto com um senhor chamado Paul John Morsan. Paul Joh Morsan, nascido em 22 de novembro de 1979, foi dado como desaparecido em 10th de junho de 2011, tendo sido visto pela última vez dois dias antes. Ainda está a decorrer uma investigação criminal sobre o seu desaparecimento.[38]

MÉTODOS DE IDENTIFICAÇÃO DE PRÓTESES

Com base nos principais domínios de atividade, Avon classificou a odontologia forense em civil, criminal e de investigação.[39] O domínio civil diz respeito às catástrofes de massa, como os acidentes aéreos, os terramotos ou os acidentes ferroviários, que exigem a identificação das vítimas em estado avançado de destruição física. Também diz respeito à negligência e aos diferentes tipos de fraude e negligência em que se pode procurar obter danos. Ocupa-se também da avaliação da idade de indivíduos, como nos casos de casamentos de adolescentes na ausência de qualquer documento de nascimento e no caso de vítimas de acidentes que sofrem de amnésia e que podem ter de ser identificadas.

O domínio penal diz respeito à identificação de pessoas apenas a partir dos seus restos dentários em casos de homicídio, violação ou suicídio, através da análise de marcas de mordida, rugoscopia palatina e cheiloscopia.

Por último, o domínio da investigação é dedicado à formação em odontologia forense para profissionais médicos e dentistas. A utilização da identificação dentária aparece em casos dispersos ao longo da história registada e podem ter sido utilizadas formas primitivas de identificação dentária nos tempos pré-históricos.

De acordo com as directrizes do American Board of Forensic Odontology, a maioria das identificações dentárias baseia-se em restaurações, cáries, dentes em falta e/ou dispositivos protéticos. Por conseguinte, o objetivo da marcação de próteses não só ajuda a devolver uma prótese perdida, como também facilita a identificação de pessoas desdentadas, vivas ou falecidas. A marcação de todas as dentaduras é recomendada pela maioria das associações dentárias internacionais e pelos odontologistas forenses.[25]

Requisitos de identificação da prótese dentária:[40]

a. A marca de identificação deve ser biologicamente inerte quando incorporada na prótese.

b. Deve ser económico, fácil e rápido de aplicar

c. Possibilidade de recuperação após um acidente

d. Resistente a ácidos e a temperaturas elevadas.

e. A marcação deve também ser esteticamente aceitável e visível.

f Durável sem pôr em causa a resistência da prótese.

g. A marcação deve ser permanente e resistente aos agentes de limpeza e desinfeção correntes.

A marcação no aparelho apenas das iniciais do utilizador da prótese dentária pode atrasar ou conduzir a uma identificação incorrecta se houver muitas outras vítimas mortais, incineração parcial e fragmentação ou mistura de restos mortais.

Métodos de marcação:

a. Gravação: Este sistema envolve a marcação dos modelos para que a prótese tenha as marcas de identificação aquando do fabrico. No entanto, isto pode levar à irritação dos tecidos moles devido a "pontos altos". A retificação subsequente pode levar à eliminação das marcas.

b. Marcação: Este método envolve a marcação da prótese depois de ter sido fabricada, quer com uma broca, pedra, diamante, faca ou qualquer outro instrumento afiado.

c. Escrita: Envolve um ligeiro desbaste do rebordo posterior da prótese (lado não portador de tecido), a marcação do nome do doente e do número de serviço na superfície rugosa e a pintura de uma camada de verniz das unhas sobre a área.[35]

d. Inclusão: Consiste na substituição de parte do material da prótese (acrílico cor-de-rosa) por um segundo material (acrílico transparente) e um suporte (etiquetas metálicas, não metálicas ou microchips) no qual é inscrito o nome e o número do serviço. O material inscrito passa a fazer parte da prótese.[41]

Os seguintes meios podem ser utilizados como marcadores de próteses:

a. Sugere-se o uso de papel, pele de cebola, nylon, linho ou fibra de vidro.[34] As marcas de identificação podem ser escritas em qualquer um destes suportes, quer a lápis, quer a caneta ou dactilografadas.

b. Podem ser usadas inserções metálicas de materiais como banda ortodôntica de aço inoxidável, material de banda de matriz, material de aço de calço ou alumínio. Recomenda-se a utilização de um marcador de prótese de inclusão, de preferência metálico, para resistir às agressões post-mortem mais comuns.[36]

c. Pode ser utilizado material acrílico modificado para base de prótese que contenha sulfato de bário e aumente a radiopacidade do material. Podem ser utilizados materiais radiopacos, como Stellon e gaze Chex, que contêm sulfato de bário.[42]

Posição do meio

Vários autores observaram que, em muitos casos de desastres aéreos em que os membros são completamente queimados, alguns materiais de prótese, especialmente a parte posterior de próteses acrílicas e próteses à base de metal, duram mais do que a língua.[35]

A área mais comum onde os marcadores podem ser colocados, como recomendado por alguns autores, é ao longo do rebordo lingual posterior, por baixo dos dentes para as dentaduras mandibulares. Verifica-se que, geralmente, se o marcador for destruído, é provável que a prótese também seja destruída.[43em]

Normalmente, dá-se preferência à superfície polida ou de camafeu da prótese, mas se a estética estiver em causa, utiliza-se o entalhe ou a superfície de impressão. Se a etiqueta da prótese for colocada na superfície de entalhe, torna-se invisível quando se faz o revestimento. Os locais mais adequados para a colocação do marcador de prótese são,

1. Superfície vestibular posterior da prótese maxilar.
2. Flange lingual da prótese mandibular.

Estas zonas são escolhidas porque,

- Acessibilidade para o leitor.
- Espessura de resina suficiente para incorporar sem dificuldades técnicas.
- A estética da prótese não é afetada.

Outros sítios são,

- Dentro das regiões do palato ou da região vestibular à tuberosidade.
- No caso das próteses fixas, como as coroas, a inicial ou o número de identificação é gravado normalmente na superfície lingual das partes anteriores e posteriores. A superfície oclusal dos posteriores não é preferida devido à possibilidade de perda de pormenores durante os ajustes oclusais.

Técnica de marcação de próteses

Muitos autores citaram vários métodos para a marcação de dentaduras.[34,44,45] Contudo, o método de inclusão é o método mais simples e mais comummente usado para inserir a tira marcada. O procedimento é semelhante ao procedimento normal de processamento de dentaduras até ao ponto de fecho final do frasco durante o processo de embalagem.

As etapas do procedimento são as seguintes:[46]

1. Procedimento de rotina de processamento de próteses até à colocação da prótese.

2. Em seguida, abrir o frasco, colocar uma tira de folha de alumínio de cerca de 5 cm por 2 cm sobre o modelo (geralmente é utilizada a área mais espessa e sem tecido da prótese). De seguida, fazer um pacote de ensaio como habitualmente.

3. Abrir o frasco e retirar a tira de folha de alumínio. Os dados do paciente, dactilografados no suporte a utilizar, são colocados na zona deixada em branco quando se retira a folha de alumínio.

4. Humedecer a área com monómero e colocar resina acrílica transparente sobre a tira do suporte para preencher o vazio.

5. Finalmente, fechar o frasco e processar como habitualmente; em seguida, recuperar e terminar a prótese processada.

6. Agora, está pronto para ser inserido no paciente.

Vantagens dos sistemas de marcação de próteses

- Identificação dos doentes em catástrofes naturais e de massa.
- Identificação de aparelhos em instituições geriátricas.
- Recuperação de registos dentários em caso de emergência, como acidentes.
- Apoio ao diagnóstico e à decisão em questões médico-legais.
- Registo e armazenamento dos dados do paciente num sistema facilmente acessível.
- Documentação completa e segura dos dados do paciente, uma vez que as próteses marcadas são fabricadas por profissionais formados.
- Capacidade para localizar fornecedores, materiais e equipamentos.

Desvantagens dos sistemas de marcação de próteses

As especificações da ADA não são cumpridas pelos sistemas de marcação de próteses. Se os sistemas de marcação de próteses forem colocados na superfície de intaglio (impressão), tornam-se invisíveis quando se efectua o revestimento.

- Após a inclusão do marcador nas próteses, a mudança dos detalhes do paciente torna-se um trabalho fastidioso.
- Alguns sistemas de marcação de próteses são dispendiosos e requerem equipamentos especiais para ler os dados.
- Os dados dos sistemas de marcação de próteses dentárias que requerem equipamentos especiais para ler os dados, como códigos de barras, cartões de memória, RFID, não podem ser obtidos rapidamente em casos de emergência, como acidentes rodoviários, catástrofes em massa, etc.
- Com o passar do tempo, certas marcas de identificação, tais como fotografias, códigos de barras, microetiquetas, etc., desvanecem-se.
- Os métodos de gravação de superfície levam ao alojamento de alimentos e os pormenores podem ser alterados sem o consentimento do doente e do dentista.
- Poucos sistemas de marcação de próteses estão disponíveis para coroas e FPD "s.

Vários métodos de marcação de próteses foram relatados na literatura. No entanto, existem dois métodos principais de marcação de dentaduras, nomeadamente (1) o método de superfície e (2) o método de inclusão.

Métodos de superfície

Método de traçado ou de gravação;

Nesta técnica, as letras ou números são gravados com uma pequena broca dentária redonda na superfície de encaixe da prótese completa maxilar.

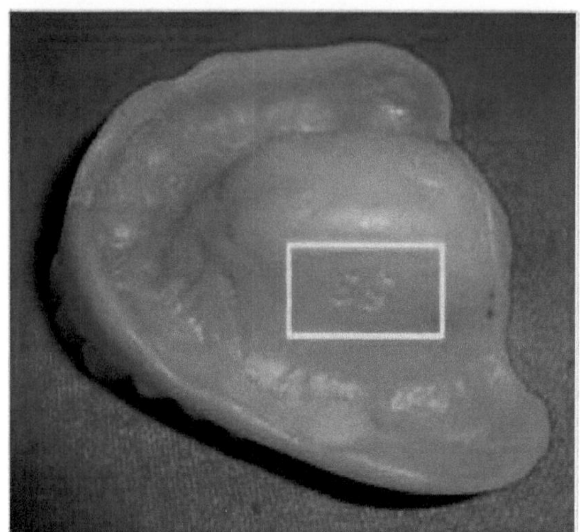

Método de traçagem

Desvantagem:

Esta gravação pode causar efeitos prejudiciais, tais como o alojamento de restos de comida que podem provocar uma infeção bacteriana.[35]

Método da caneta de ponta de fibra:

Nesta técnica, os pormenores de identificação do doente são escritos na superfície de ajuste dos tecidos da superfície da prótese acabada com uma caneta de ponta de fibra. A marca é melhor protegida contra a abrasão por, pelo menos, duas camadas de verniz. O verniz utilizado é feito dissolvendo 5 g de polímero de resina acrílica em 20 ml de clorofórmio.

Método de Heath:

Heath[47] introduziu uma técnica em que a marca de identidade era feita com caneta ou lápis à base de álcool e coberta com um polímero de base transparente dissolvido em clorofórmio. Mais tarde, Heath modificou a sua técnica aplicando selantes dentários em vez de clorofórmio, uma vez que este é um conhecido agente cancerígeno.

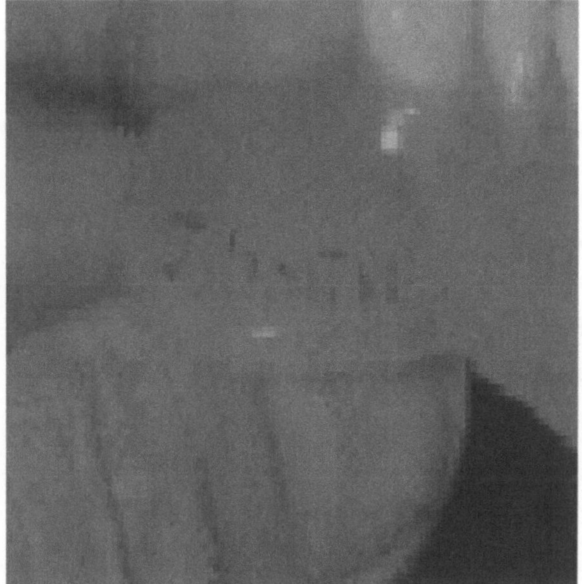

Método de Heath

Método da caneta eléctrica de Wecker

Wecker descreveu uma caneta eléctrica para gravar os detalhes do paciente em próteses parciais fixas e removíveis de metal[47] . A caneta eléctrica tem uma ponta afiada que roda para escrever no metal.

Método de Stevenson

É utilizada uma lâmina de bisturi[47] para fazer uma marca de identificação no rebordo distobucal da prótese e a marca é depois realçada com um lápis de grafite.

Desvantagem:

-É económico.

-Possui uma excelente resistência à abrasão e aos agentes de limpeza e desinfeção.

-Não afecta a resistência da prótese.[48]

-A gravação de registos na superfície pode provocar a acumulação de resíduos alimentares e infecções.[49]

Método de gravação:

Nesta técnica, o nome e outros dados do paciente são riscados no molde mestre. Após o processamento, produz letras estampadas ou em relevo na superfície de impressão das próteses.[50]

Procedimento:

-Um marcador é utilizado para escrever o nome e a idade do doente na área do rebordo da base da prótese.

-Uma pequena broca TC redonda de 0,5 mm é utilizada e o traço ou gravação é efectuado de acordo com as marcações.

A gravação é preenchida com resina acrílica autopolimerizável da cor do dente e certifica-se de que não se espalha para as áreas adjacentes.

-Acabamento efectuado com lixa e polimento de toda a prótese como habitualmente.

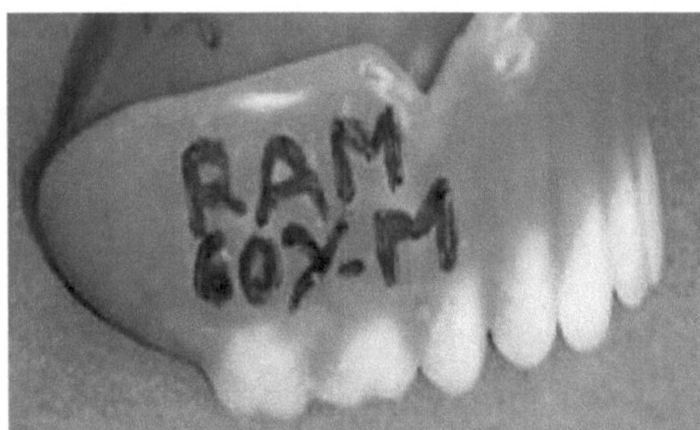

É utilizado um marcador para escrever o nome e a idade do paciente na base da prótese

área da flange

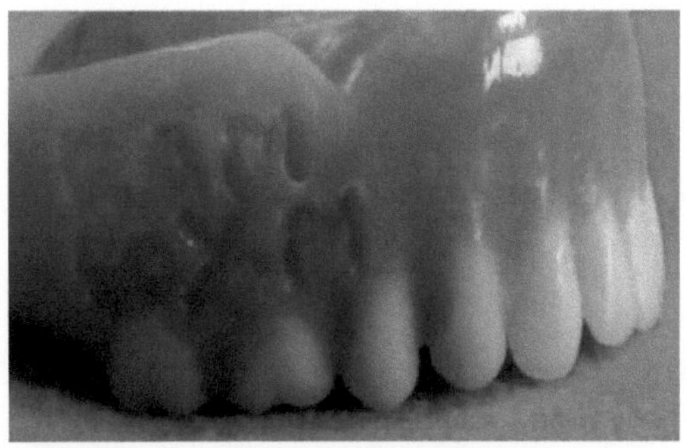

Pega-se numa pequena broca TC redonda de 0,5 mm e faz-se o traço ou a gravação seguindo as marcações

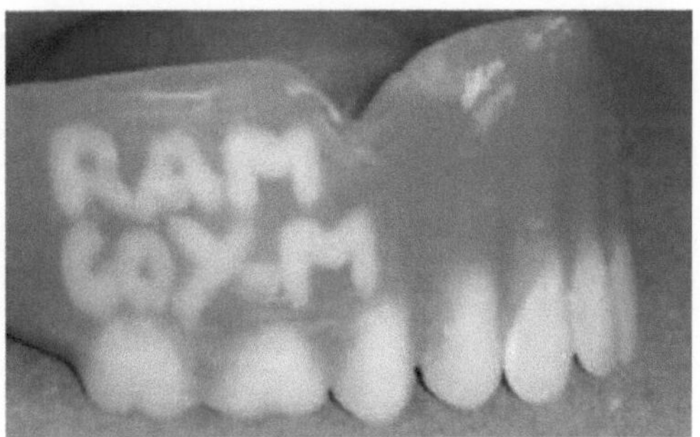

A gravação é preenchida com resina acrílica autopolimerizável da cor do dente

Desvantagem:

Esta técnica é económica, mas tem sido associada a malignidade devido à irritação contínua dos tecidos

Método da tinta invisível

Harvey[47] descreveu um método em que os pormenores do doente são escritos com uma tinta invisível que se torna visível à luz ultravioleta. Este método é útil em próteses de resina acrílica dos doentes que se opõem a marcas de identificação normalmente visíveis.

Desvantagem:

A marca não é facilmente visível e é necessário um exame em condições especiais para determinar a sua presença [51]

Métodos de inclusão

Em comparação com os métodos de superfície, os métodos de inclusão são permanentes, mas exigem mais competências e são demorados. Os vários métodos de inclusão são:

Perder Método de inclusão:

Lose[47] descreveu uma técnica em que o nome do doente era escrito num pedaço de papel "casca de cebola" e incorporado na superfície de encaixe da prótese durante o procedimento de acondicionamento.

Vantagem:

Trata-se de um método simples, rápido e económico de marcação de próteses.

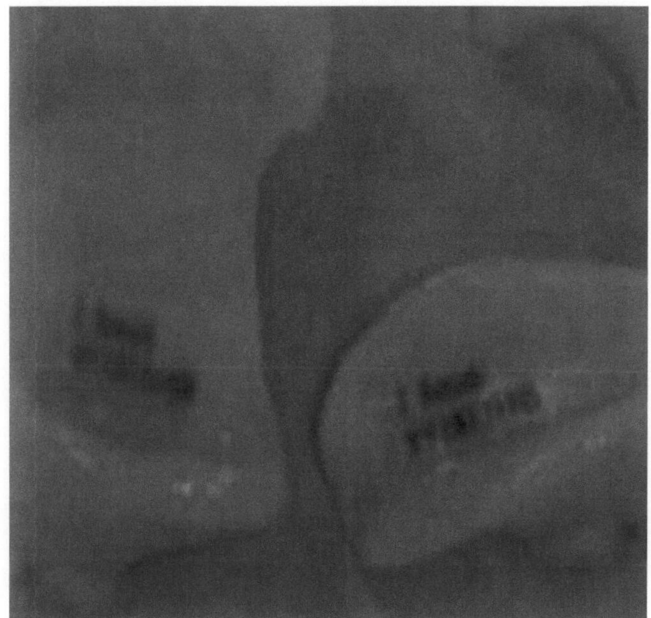

Método de inclusão de perdas

Método de Young:

Young[47] propôs uma técnica em que um sulco de 0,5-1 mm de profundidade é cortado no rebordo vestibular da prótese, cujo comprimento corresponde ao comprimento do nome do doente. Uma caneta esferográfica comum ou uma caneta de feltro é então utilizada para imprimir o nome do paciente na reentrância antes de esta ser selada com selante de fissuras.

Vantagem:

Trata-se de um método simples, rápido e económico.

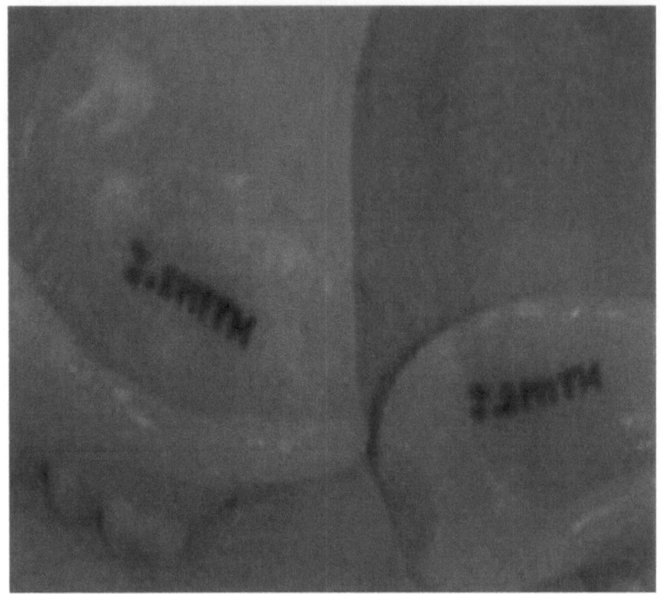

Método de Young

Método de Dippennar:

Dippennar[47] introduziu uma técnica em que uma banda de metal macio, quer datilografada quer gravada com os dados do paciente, era inserida na cavidade pré-perfurada com 2-3 mm de largura.

Vantagem:

A banda metálica é resistente ao fogo, o que é necessário em caso de acidentes com fogo.

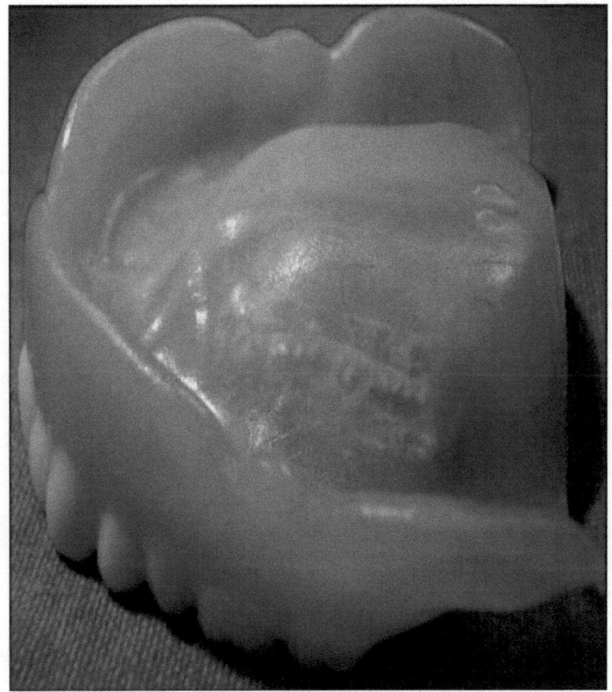

Método de Dippennar

Método de gravação da coroa em cerâmica:

Após a cozedura da camada opaca de porcelana, aplica-se a porcelana de dentina e as iniciais do nome do paciente ou as letras são esculpidas com o pincel. São aplicados corantes nas iniciais esculpidas, seguidos da aplicação de porcelana de esmalte moldada com um pincel macio, de modo a manter as iniciais. Poucas iniciais podem ser esculpidas em coroas e pontes devido à falta de espaço disponível

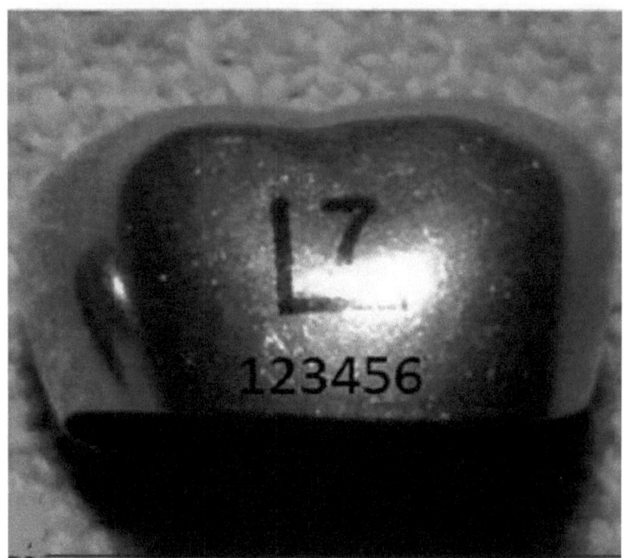

Sistema de microetiquetagem de próteses por computador:

Este método pode ser efectuado utilizando microlabels feitos de vários materiais. Os vários métodos e materiais utilizados para o mesmo são:

(i) Num dos métodos, a etiqueta foi feita utilizando uma máquina de etiquetagem PT 20 PTouch. A informação pessoal foi impressa numa fita de etiqueta de 9 ou 12 mm, branca ou transparente. A etiqueta transparente é preferida para minimizar o impacto estético da etiqueta. A etiqueta pode ser inserida na altura do processamento da prótese ou pode ser inserida após o acabamento da prótese, sendo que este último método dá resultados previsíveis.

(ii) Noutra técnica, a microetiqueta foi feita colocando informações de identificação pessoal numa imagem gráfica e gravando-a numa película de diapositivos Polaroid instantâneos. As informações foram introduzidas no formato de diapositivo do computador com um tamanho de letra de 22 para produzir uma etiqueta de 15 × 3 mm. A imagem gráfica no ecrã foi automaticamente enviada para a paleta digital Polaroid, que continha uma película de diapositivos digitais instantâneos. Foi então transformada num diapositivo de 35 mm, que foi posteriormente cortado de acordo com os requisitos e colocado numa ranhura de 1 mm na superfície da prótese. A etiqueta foi revestida com resina acrílica transparente autopolimerizável.

(iii) As informações de identificação pessoal do doente foram impressas em computador utilizando um carácter de tamanho de letra de 8 pontos. A etiqueta foi depois fotocopiada numa película de transparência em tamanho reduzido de 50 % e tratada quimicamente com uma solução adesiva de cianoacrilato. O microetiqueta foi então incorporado na prótese durante a fase de embalagem ou, em alternativa, o microetiqueta pode ser incorporado após o fabrico da prótese.

(iv) Neste método, os dados do doente são escritos numa tira de papel absorvente, colocada na superfície interna da prótese e saturada com monómero de resina acrílica após o embalamento final da prótese. A tira é colocada na superfície da prótese, onde é altamente improvável que haja ajustamentos posteriores ou quebra da prótese. Quando curado, o nome embutido na tira é facilmente visível

(v) Uma ligeira alteração do método de Ling consistiu em imprimir os dados pessoais diretamente na folha de transparências de tamanho adequado.

Procedimento:

1. Escrever o nome do doente, a idade, o sexo e a data de colocação da prótese num computador, em estilo de letra de 8 pontos.

2. Introduzir as iniciais do médico e o nome da faculdade/clínica para facilitar a identificação nas consultas de revisão na mesma faculdade/clínica.

3. Esta informação deve ser impressa numa folha de transparências. A folha é cortada no tamanho adequado. Coloca-se cola de cianoacrilato sobre o material

impresso. Tem-se o cuidado de não esfregar o adesivo sobre a parte marcada e coloca-se uma folha de transparências em branco do mesmo tamanho sobre ela. Deste modo, o toner da impressora é colocado longe do monómero da resina de base de dentadura. Assim, a deturpação da legibilidade é reduzida. As duas folhas unidas são cortadas com uma tesoura afiada para limitar o tamanho da etiqueta. Agora, a etiqueta de identificação impressa está pronta para a técnica de identificação de próteses pré-fabricadas ou pós-fabricadas.

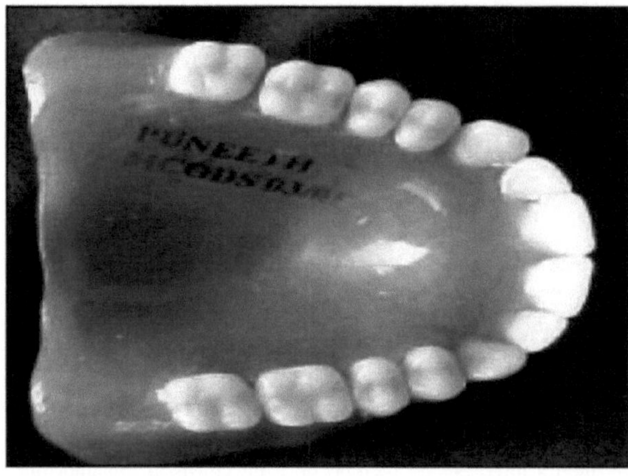

Próteses completas com microetiquetas com o nome do paciente, o nome do instituto e o número do processo do paciente

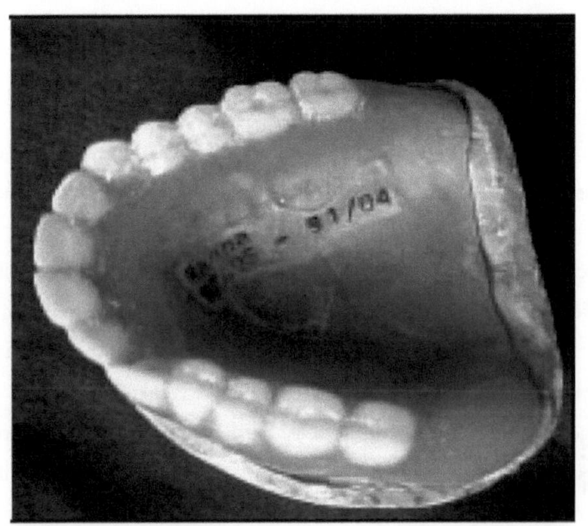

Prótese completa micromarcada

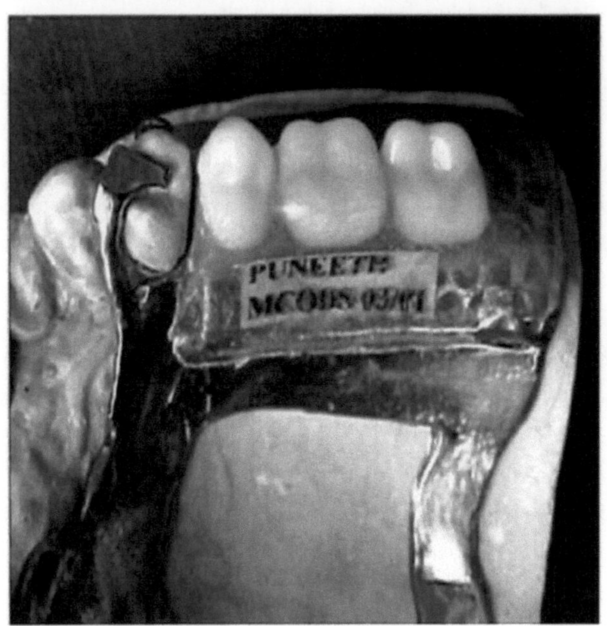

Prótese parcial fundida com microetiqueta com o nome do paciente, o nome do instituto e o número do processo do paciente

4. Numa técnica de pré-fabricação, a etiqueta é colocada sobre a resina da base da prótese após o fecho da prova. A prótese é processada de forma normal.

5. Na técnica pós-fabricação, é preparada uma ranhura de 1 mm de profundidade na superfície acabada da base da prótese, que tem o tamanho aproximado da etiqueta. É colocada uma gota de cianoacrilato na ranhura para posicionar corretamente a etiqueta. Sobre a etiqueta, mistura-se resina acrílica autopolimerizável transparente e coloca-se em pequenos incrementos. Após a presa inicial, a prótese é colocada em água morna durante cerca de 10 minutos. A prótese é removida e polida.

6. A prótese é então colocada na boca do paciente.

Procedimento para identificar próteses parciais fixas fundidas em porcelana: Apenas podem ser esculpidas iniciais em coroas e pontes devido à falta de espaço disponível. As iniciais podem ser esculpidas na superfície lingual dos dentes anteriores e posteriores. A superfície oclusal dos posteriores não é preferida devido a possíveis ajustes oclusais. O opaco é removido nas áreas de escultura.

Após a cozedura, aplica-se a porcelana opaca de dentina. Nesta fase, as iniciais ou letras podem ser esculpidas com o pincel. Podem ser aplicados corantes para as iniciais esculpidas. Em seguida, a porcelana de esmalte é aplicada e moldada com um pincel macio. Assim, as iniciais são mantidas.

A cozedura deve ser efectuada de acordo com as instruções do fabricante. Com a ajuda de pontas de diamante, os sulcos das iniciais esculpidas podem ser corretamente definidos. A porcelana transparente é aplicada cuidadosamente sobre as iniciais para preencher os sulcos e é cozida. Em seguida, procede-se à vitrificação final.

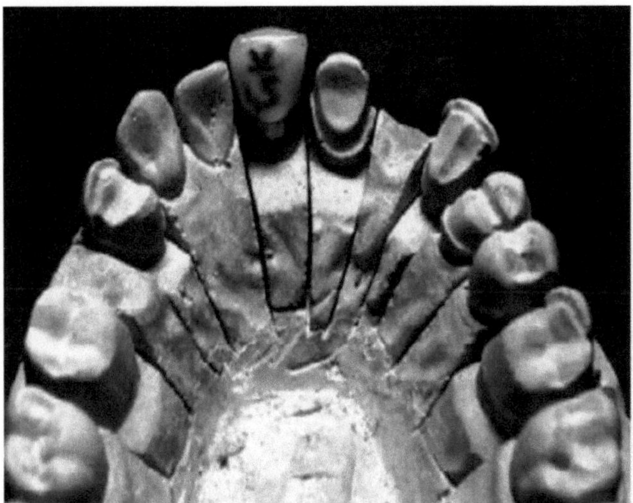

Coroa de cerâmica gravada com os dados do paciente

Código de barras para próteses:

O código de barras pode ser efectuado em próteses completas, próteses parciais removíveis, próteses parciais fixas e próteses maxilofaciais. O código de barras é efectuado num papel impresso de 15 × 25 mm, que é posteriormente laminado e incorporado numa prótese completa maxilar. Um código de barras aplicável a próteses dentárias consiste num código legível por máquina constituído por uma série de barras e espaços impressos em proporções definidas.[52]

Vantagem

- Incorporar uma grande quantidade de dados
- Os dados relativos ao procedimento de tratamento podem ser armazenados como um registo
- O mesmo código de barras pode ser acedido, modificado ou atualizado com o dispositivo de leitura.
- Os códigos de barras são mais eficientes e proporcionam um método de rastreio

e armazenamento de informações sobre indivíduos.

- Desempenham um papel importante e oferecem vantagens em comparação com a introdução manual da informação.
- O rastreio manual dá origem a muitos erros humanos, ao passo que os códigos de barras são quase 10.000 vezes mais exactos do que as entradas manuais.
- A velocidade do sistema permite que o rastreio seja efectuado rapidamente.
- São menos dispendiosos e constituem um método fiável de introdução de dados. A verificação do código de barras é a melhor forma de garantir uma leitura a 100%.
- O código de barras é também útil em aspectos médico-legais e em odontologia forense.

Técnica:

Estão disponíveis vários tipos de software que podem facilitar a codificação das informações do doente e gerar um código de barras correspondente. Com a ajuda de um software adequado, as informações codificadas podem ser recuperadas através da leitura do código de barras com uma mira laser precisa.

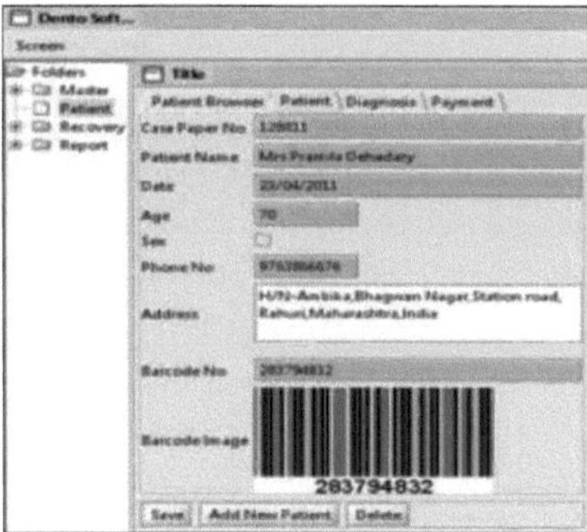

Informações obtidas após a leitura do código **de barras**

O procedimento envolve uma técnica de moldagem por compressão para o fabrico de próteses. Em primeiro lugar, é aplicada uma resina acrílica transparente curada pelo calor, a Dental Products of India (DPI), na superfície palatina (perto da região do primeiro ou segundo molar) do molde maxilar, seguida da colocação do código de barras laminado de forma invertida.

- Sobre o código de barras, é aplicada uma DPI de resina acrílica cor-de-rosa curada a quente e embalada da forma habitual.
- O processamento e a acrilização são efectuados após o ciclo de polimerização padrão. De seguida, a prótese recuperada é acabada e polida.
- A superfície palatina da prótese maxilar foi escolhida para incorporar o código de barras devido à sua maior área de superfície e para evitar distorções.

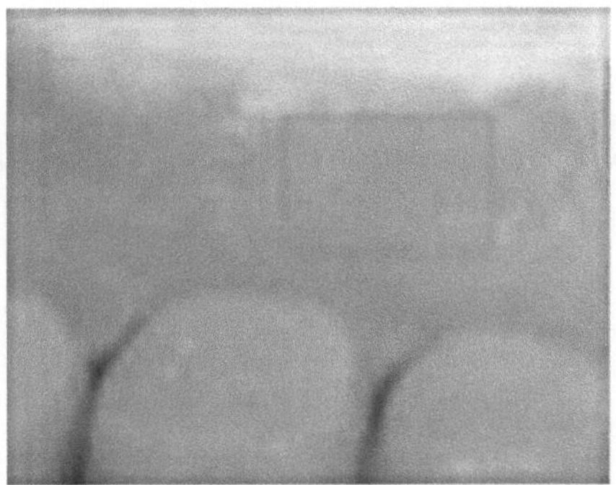

Superfície palatina do molde maxilar mostrando o local para a incorporação do código de barras

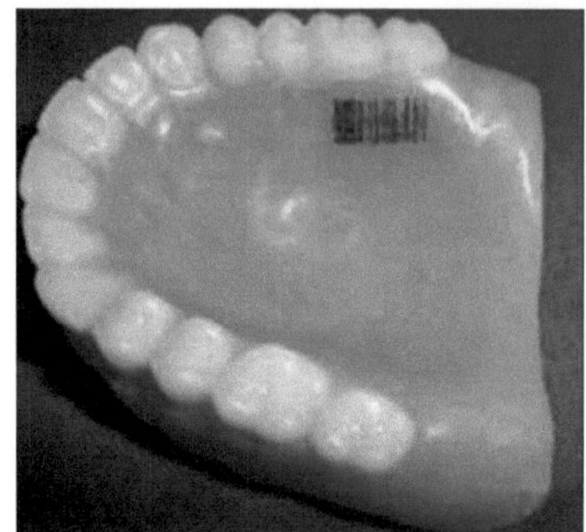

Dentadura acabada e polida

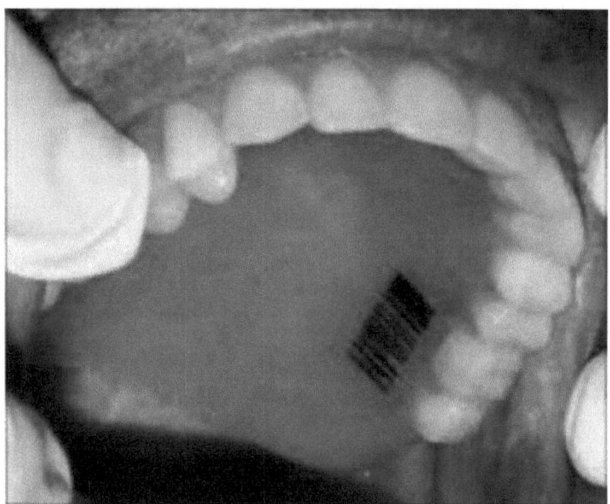

Fotografia intra-oral

Incorporação do código de barras 2-D:

Um código de barras 2-D com detalhes como nome, sexo, idade, morada, número de telefone e historial médico é gerado com um gerador de códigos

2 D Código de barras com os dados do doente

Procedimento

- A etiqueta de código de barras 2-D de 10 × 10 mm de dimensão é impressa em papel e laminada
- O código laminado é então incorporado entre películas finas de resina acrílica autopolimerizável transparente - O código de barras é posicionado na superfície palatina da prótese maxilar após o fecho de prova e, em seguida, a polimerização é efectuada de forma convencional (técnica de pré-fabricação).
- Para a prótese mandibular, a etiqueta foi posicionada num recesso criado a 1 mm de profundidade no flange distolingual da prótese. Note-se que o marcador pode falhar na descodificação se for colocado numa superfície curva profunda (técnica pós-fabricação).
- O recesso é preenchido com resina acrílica autopolimerizável transparente antes de ser cortado e polido.
- Uma câmara móvel com descodificador de código é encostada à etiqueta para que o código seja decifrado
- Após alguns segundos, o código reconhecido era traduzido em texto num ecrã móvel que apresentava os dados do doente.
- A colocação da prótese será efectuada.

Código de barras 2D laminado

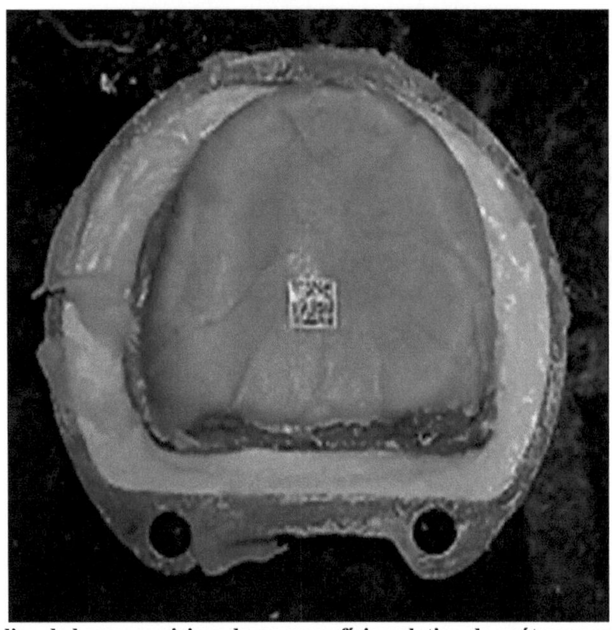

Código de barras posicionado na superfície palatina da prótese maxilar

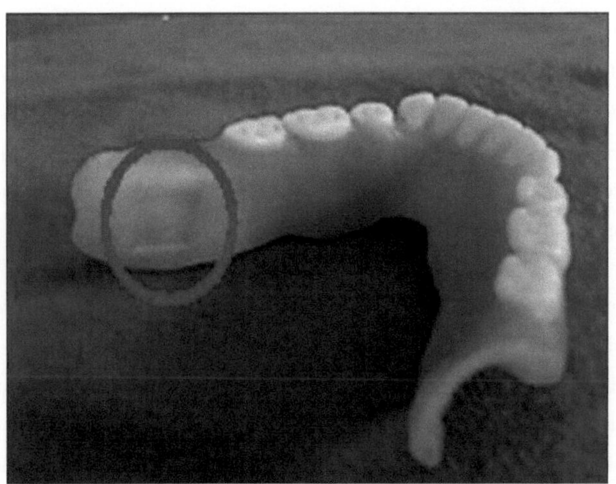

Recesso na superfície do cameo no flange distolingual da prótese mandibular

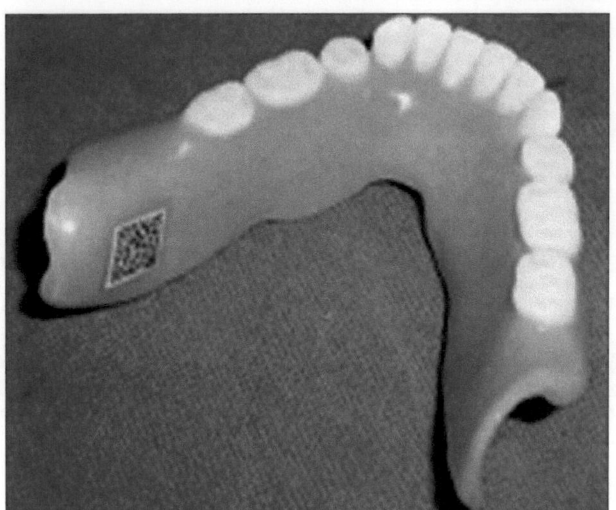

Encaixe preenchido com resina acrílica transparente de polimerização automática.

Neste ensaio clínico, foram seguidas as técnicas de pré e pós-fabricação e as etiquetas foram inseridas num local de preparação, que está localizado na porção mais plana das superfícies de cameo do flange dentilingual da prótese mandibular e do palato da prótese maxilar[36] . Os marcadores de prótese devem ser posicionados em áreas onde não interfiram com a estética ou a função da prótese. Estas áreas também não são alteradas durante os ajustes pós-inserção e o desgaste de rotina ou os procedimentos de revestimento.[23] Assim, estas áreas foram consideradas para o posicionamento de um código de barras 2-D.

As técnicas de pré-fabricação são mais permanentes, mas induzem pontos de fraqueza, a menos que sejam ligadas à resina acrílica. Trata-se, portanto, de um procedimento sensível à técnica. Por outro lado, as técnicas de pós-fabricação são mais rápidas e fáceis, mas não são permanentes e podem desvanecer-se após a utilização subsequente da prótese, em comparação com a técnica de pré-fabricação.[36]

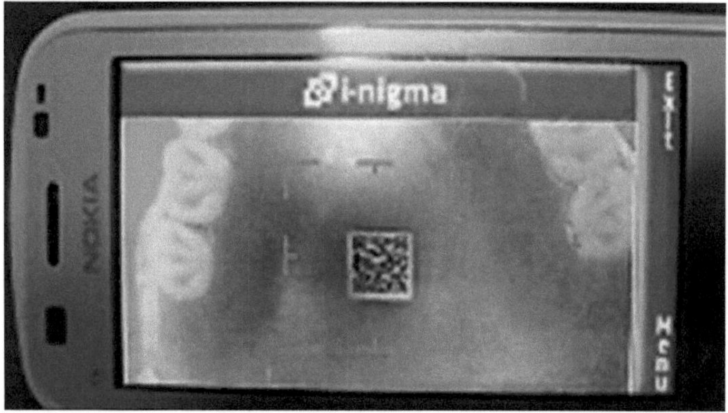

Câmara móvel com leitor de código de barras colocada contra a prótese

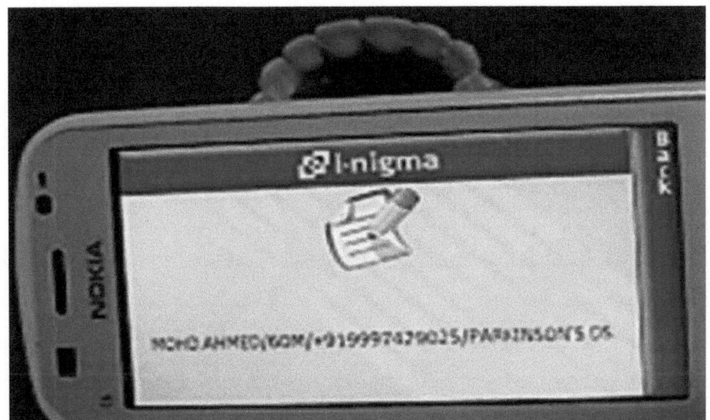

Ecrã móvel que apresenta os dados do doente

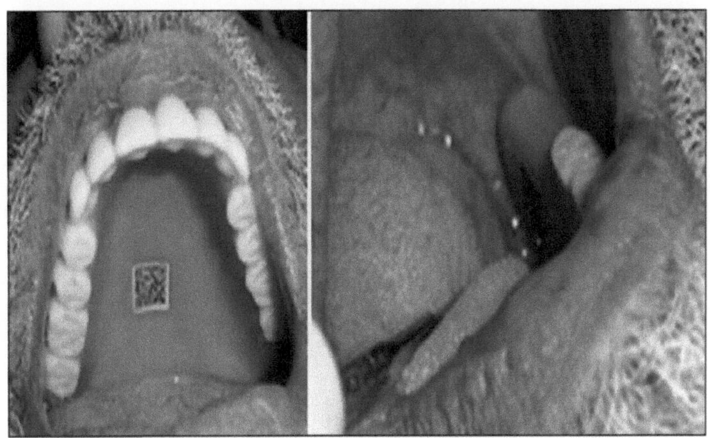

Fotografia intra-oral

Vantagem:

- A velocidade do sistema permite que o rastreio seja efectuado rapidamente
- A verificação do código de barras é a melhor forma de garantir uma leitura a 100%
- São um método fiável de introdução de dados e são menos dispendiosos
- O código de barras é útil em odontologia forense e em aspectos médico-legais

Desvantagem:

- Os doentes precisam de levar as suas próteses para onde quer que vão
- A prótese incorporada com um código de barras, se não estiver a ser utilizada, deve ser completamente descartada por razões médico-legais

Método do cartão lenticular:

A impressão lenticular, introduzida pela Colvenkar em 2010, é um método simples, barato e rápido em que uma lente lenticular é utilizada para produzir imagens com uma ilusão de profundidade, morfologia ou a capacidade de mudar ou mover-se à medida que a imagem é vista de diferentes ângulos. A tecnologia lenticular permite que as imagens sejam impressas no verso de um papel sintético e laminadas na lente. Não requer vidro ou dispositivo especial para ler os dados, como um computador ou um leitor portátil.[54]

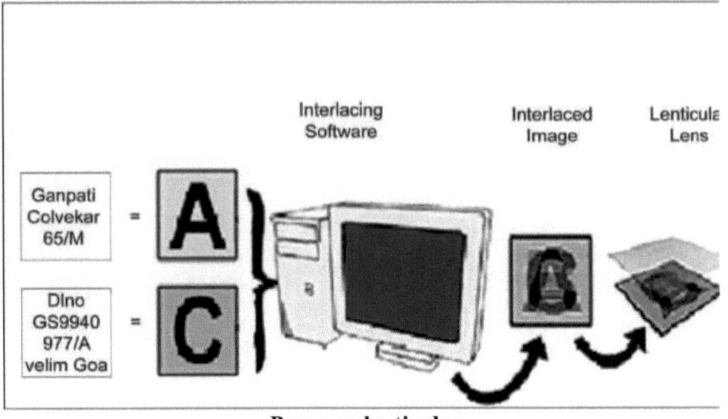

Processo lenticular

A impressão lenticular é um processo em várias etapas que consiste na criação de uma imagem lenticular a partir de, pelo menos, duas ou mais imagens existentes e na sua combinação com uma lente lenticular. Cada imagem é cortada em tiras, que são depois entrelaçadas com uma ou mais das outras imagens. Estas são impressas no verso de um papel sintético e laminadas na lente.

Os materiais mais comuns utilizados para a produção de imagens lenticulares são o poli(cloreto de vinilo) (PVC), o politereftalato de etileno amorfo (APET), o acrílico, o espetro e o politereftalato de etileno glicol (PETG).

Processo lenticular:

O fabricante processou um cartão lenticular de politereftalato de etileno, com 13 mm de comprimento por 10 mm de largura e 0,5 mm de espessura, com os dados do doente, que consistia numa primeira imagem invertida do nome, sexo e idade do doente e numa segunda imagem invertida da sua morada e número da carta de condução, quando vistos de um ângulo diferente

Etapa 1: Desinfetar, limpar e secar a prótese antes de iniciar o processo de incorporação.

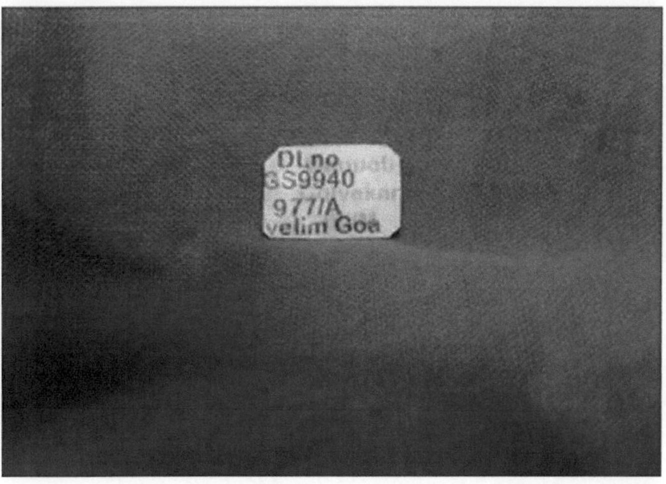

Fase 2: Cortar uma depressão de 0,7 mm ligeiramente mais larga do que o tamanho do identificador na superfície bucal posterior externa da prótese maxilar, utilizando uma broca de carboneto. Desbastar a superfície da prótese à volta do canal com a

broca de carboneto.

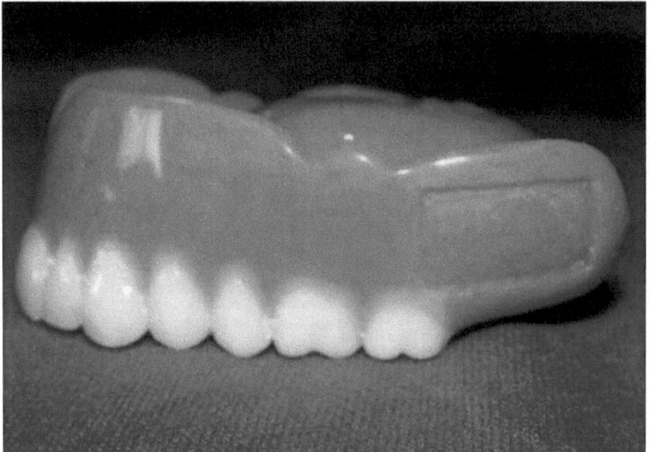

Depressão preparada para o identificador numa prótese completa maxilar

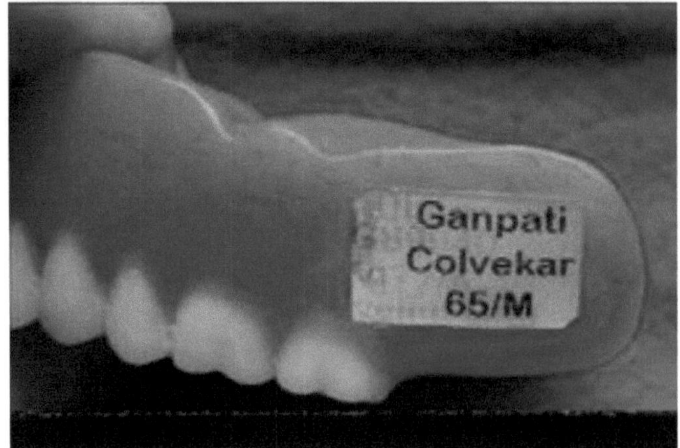

Prótese completa maxilar com cartão lenticular com detalhes do paciente

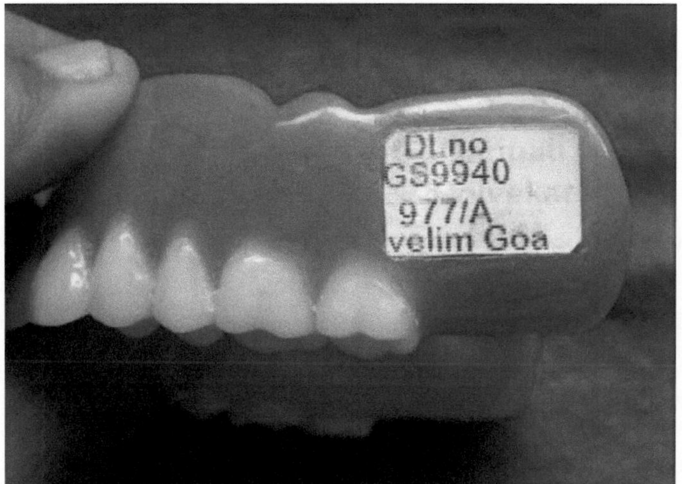

Prótese completa maxilar com cartão lenticular com detalhes do paciente

Fase 3: Incorporar o identificador no canal e salgar e apimentar a resina acrílica autopolimerizadora transparente à volta e não sobre o identificador. Processar a prótese num recipiente pressurizado com água morna (1008F, 20psi) durante 15 a 20 minutos.

Etapa 4: Remover o excesso de resina acrílica com uma broca acrílica, terminar e polir a prótese, tendo o cuidado de não tocar na superfície da placa lenticular, para concluir o procedimento

Controlo da durabilidade: Para testar a durabilidade, a prótese com o identificador foi colocada em água até 4 meses, durante um período de quatro meses. O cartão lenticular não mostrou sinais de desvanecimento ou deterioração.

Vantagens:

a. A impressão lenticular é um método simples, barato e rápido.
b. Este método permite armazenar uma enorme quantidade de informação.
c. Os rótulos não apresentavam sinais de descoloração ou deterioração.

d. O cartão lenticular armazena as informações do doente em causa em duas ou mais imagens que podem ser visualizadas alterando o ângulo de visão.

Desvantagens:
A informação nunca pode ser alterada e pode não resistir a um incêndio.

Placa de identificação gravada em relevo na estrutura da prótese parcial:

1. Fazer uma impressão e preparar um molde de trabalho para uma estrutura de prótese parcial fundida com labstone. Providencie o relevo necessário e bloqueie o molde de trabalho com materiais de cera.

2. Preparar um molde refratário a partir de um material de molde de fundição. Utilizar um material ligado a silicato de etilo e aluminato de cálcio à base de magnésio se o metal a fundir for titânio ou uma liga de titânio.

3. Preparar um padrão de cera do esqueleto da prótese parcial no molde refratário. Escrever as letras de identificação em fita adesiva com uma etiquetadora manual. Cortar manualmente um pedaço de fita com 15 mm de comprimento por 5 mm de largura para o padrão da estrutura de plástico.
4. Colocar a fita cortada na posição adequada no padrão de cera da estrutura com o instrumento de depilação da sua escolha e cera de parafina.

5. Investir o padrão de cera no material de molde recomendado pelo fabricante e fundir o padrão na liga de prótese parcial removível escolhida. A estrutura ilustrada foi moldada com uma liga de titânio-alumínio-nióbio (Ti-6Al-7Nb, T-Alloy Tough).

6. Dispor os dentes artificiais no rebordo de oclusão depois de verificar as relações maxilomandibulares e obter a aprovação do doente na fase de prova. A prótese de prova pode ser processada com um material de base de prótese acrílico polimerizado a quente através de uma técnica de embalar e pressionar.

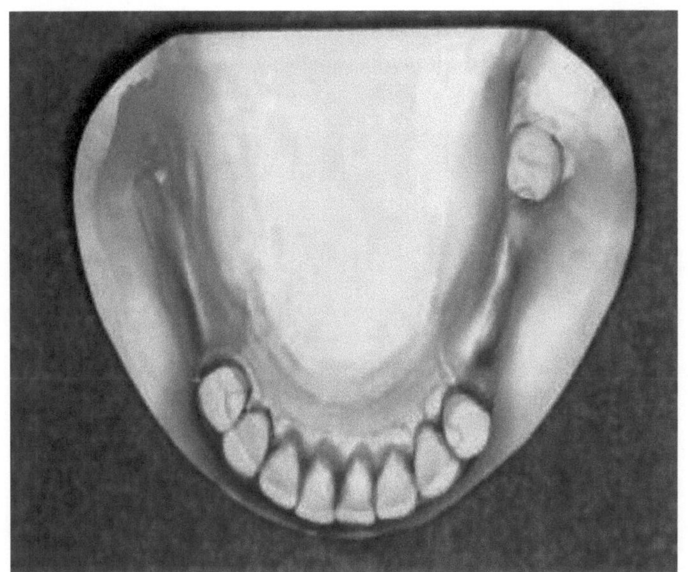

Molde de trabalho para prótese parcial removível com relevo e bloqueio.

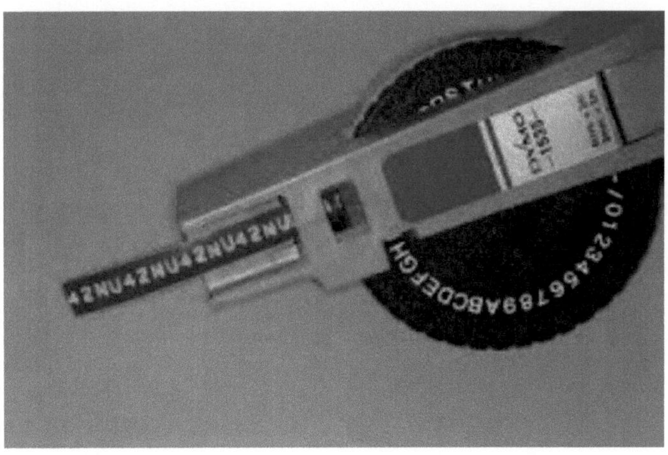

Pedaço de fita de plástico em relevo aplicado a um modelo de cera para uma

estrutura de prótese parcial
estrutura da prótese parcial

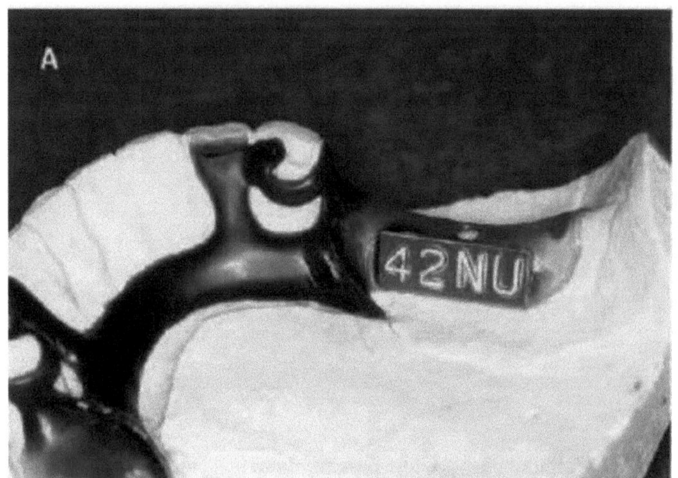

Estrutura fundida de prótese parcial feita de liga Ti-6Al-7Nb. As letras gravadas em relevo foram reproduzidas com nitidez.

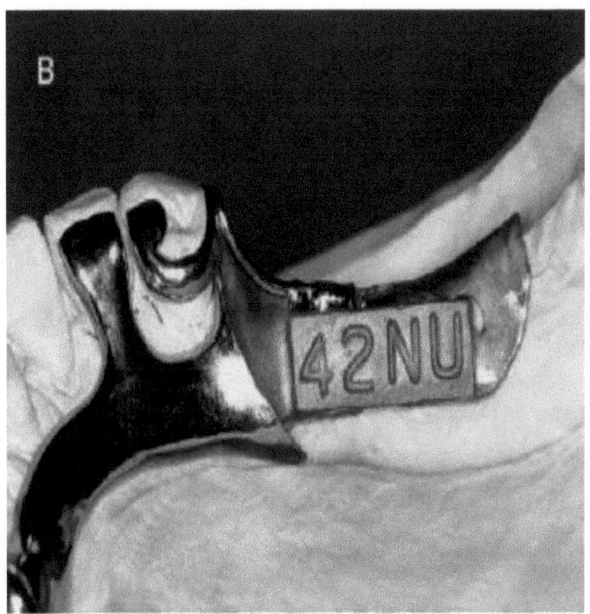

Vista lingual da prótese processada. A placa marcada é visível através da resina acrílica da base da prótese da cor do tecido.

Vantagens:

A incorporação de uma marca de identificação numa estrutura de prótese parcial fundida asseguraria a identificação mesmo em situações mais extremas, como incêndios e acidentes de viação.

Método da banda de identificação:

Neste método, a banda metálica de aço inoxidável que contém um sistema de codificação identificável que representa os dados do doente é colocada num recesso pouco profundo preparado na base da prótese.[55]

A banda é coberta com resina acrílica transparente, aparada e acabada da forma habitual. As bandas metálicas são colocadas na superfície do palato da prótese maxilar e no rebordo lingual da prótese mandibular durante o embalamento de prova.

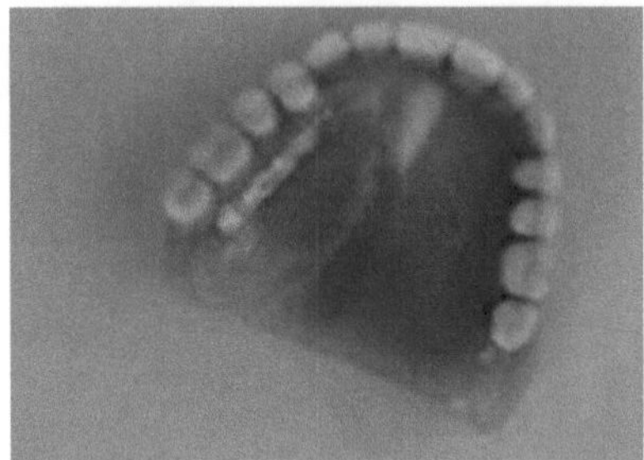

A banda metálica foi colocada na superfície palatina da prótese maxilar.

Um bloco de resina acrílica processado a quente é cortado com cerca de 2 a 3 mm de espessura. A banda metálica impressa é colocada numa depressão cortada no bloco de resina e embebida com um monómero de resina acrílica autopolimerizável. A banda metálica é coberta por resina acrílica transparente. As próteses são depois polimerizadas, aparadas e polidas para completar o procedimento.

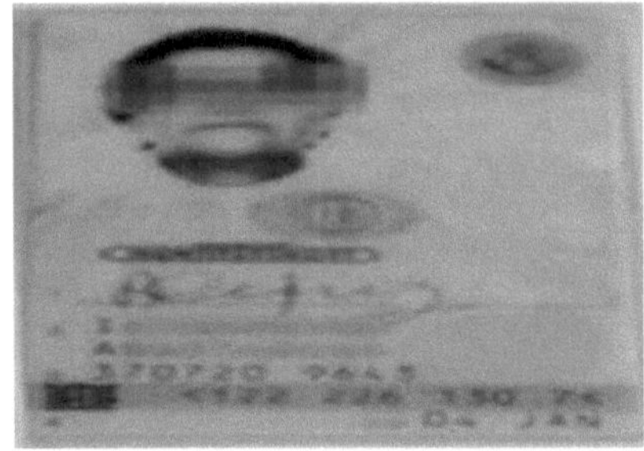

A identificação do doente.

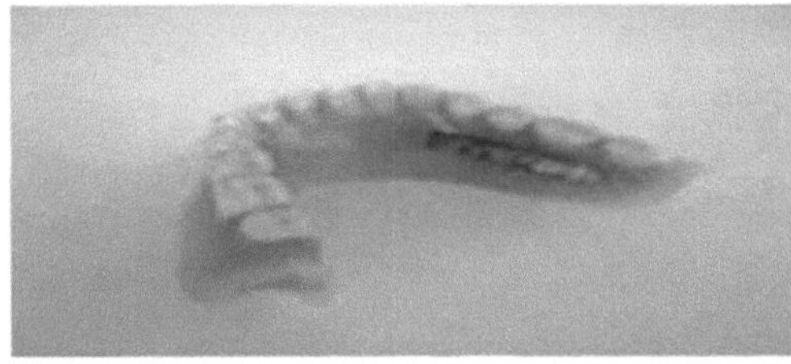

A banda metálica foi colocada no rebordo lingual da prótese mandibular.

Neste caso, as próteses foram marcadas na Suécia com uma banda metálica de aço inoxidável incorporada no acrílico e contendo o número pessoal do doente. O número pessoal é composto por uma letra (S) e um número de dez. A letra S representa a Suécia. Os primeiros seis dígitos são a data de nascimento do doente, data mês ano com zero como prefixo para números inferiores a dez 10 . Os três dígitos seguintes são o número de nascimento e o último dígito indica o sexo. Era par para as mulheres e ímpar para os homens. O número de identificação pessoal contido na banda metálica do nosso caso era S-370720-9643 (S=Suécia, 37=ano de nascimento, 07=mês de nascimento, 20=dia de nascimento, 964=número de nascimento, 3=dígito de controlo), todos com um tamanho não inferior a 1,5 mm. O número pessoal do doente constava do cartão de identificação, do passaporte, do cartão do hospital e do cartão de desemprego.

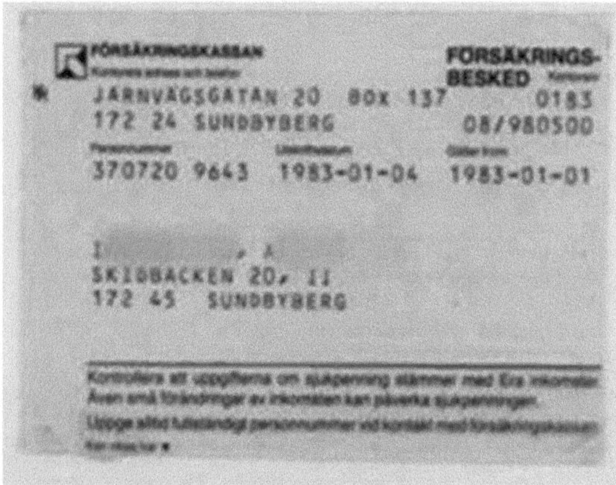

FÖRSÄKRINGSKASSAN
FÖRSÄKRINGS-BESKED
JÄRNVÄGSGATAN 20 BOX 137 0183
172 24 SUNDBYBERG 08/980500
370720 9643 1983-01-04 1983-01-01
SKIDBACKEN 20, II
172 45 SUNDBYBERG

Apareceu o cartão de desemprego do doente com o seu número pessoal.

Vantagens e desvantagens:

- No método de inclusão, uma etiqueta contendo a informação é incluída na prótese.

- O marcador pode ser colocado na superfície do tecido durante o empacotamento experimental ou na superfície polida após o processamento, cada um oferecendo vantagens e desvantagens.

- O marcador pode ser feito de uma variedade de materiais metálicos e não metálicos.

- Quando se utilizam materiais que contêm níquel, existe sempre o perigo de reacções alérgicas.

- No entanto, embora este problema não deva ser ignorado, as tentativas de evitar materiais que contenham níquel, como o aço inoxidável e os aluminetos de níquel (que formam óxidos protectores estáveis na atmosfera) para as marcas de dentadura parecem ser demasiado cautelosas e uma reação exagerada, uma vez que o marcador está bem incorporado no acrílico e, com toda a probabilidade, nunca afectará o corpo.[55]

O aço inoxidável é, evidentemente, um material bem estabelecido para aparelhos dentários e não há nenhum caso documentado de alergias, enquanto que mesmo os materiais que contêm níquel utilizados em prótese dentária foram testados e considerados como tendo um efeito negligenciável. [56]

FILMES RADIOGRÁFICOS:

Um procedimento fácil e económico para incorporar marcas de identificação precisas em próteses dentárias utilizando folhas de chumbo de radiografia IOPA.

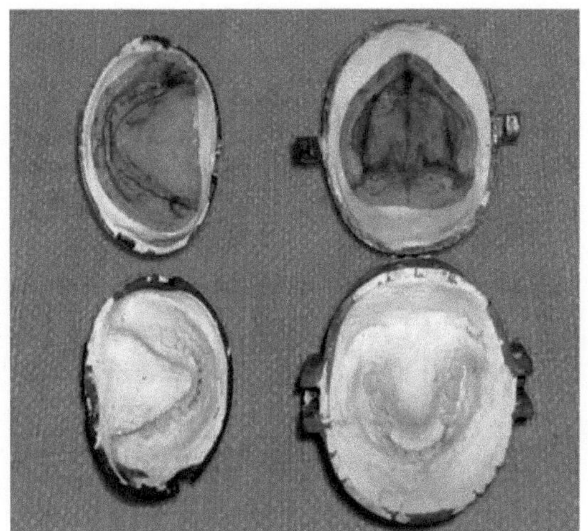

Após desparafinação completa

Procedimento:

- Após a prova, é efectuado o enceramento das próteses de prova, o frasco e a desparafinação.
- Após a desparafinação completa, é aplicado um meio de separação. Mistura-se uma pequena quantidade de resina acrílica transparente termopolimerizável e coloca-se sobre a região lateral posterior do palato. Coloca-se uma folha de celofane húmida e procede-se ao encerramento experimental. Isto evitou o deslocamento da folha de chumbo durante o encerramento final.

- Abrir de novo o frasco, cortar a película e retirar a película de celofane.

- Corta-se um pedaço de folha de chumbo de uma película radiográfica IOPA usada (2,5 × 0,6 mm) e gravam-se os dados do doente (nome do doente, número do processo ambulatório, nome do hospital e nome do dentista) com um instrumento pontiagudo

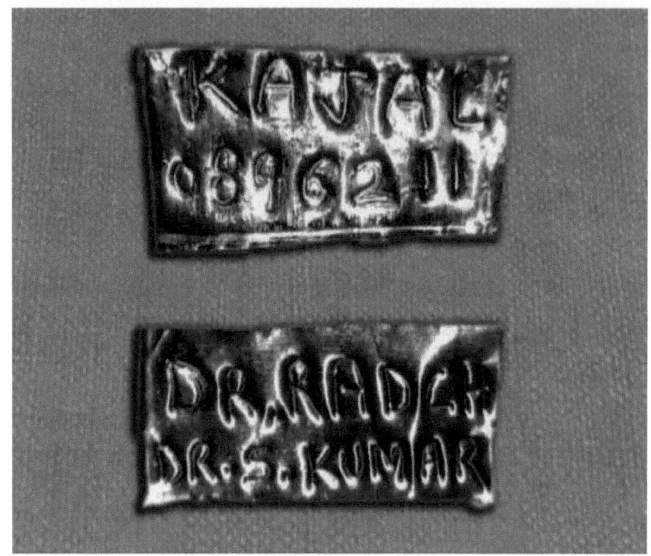

Etiqueta com os dados do doente

A folha de chumbo é então incorporada posterior e lateralmente sobre o palato da prótese maxilar e sobre a área do flange lingual na prótese mandibular

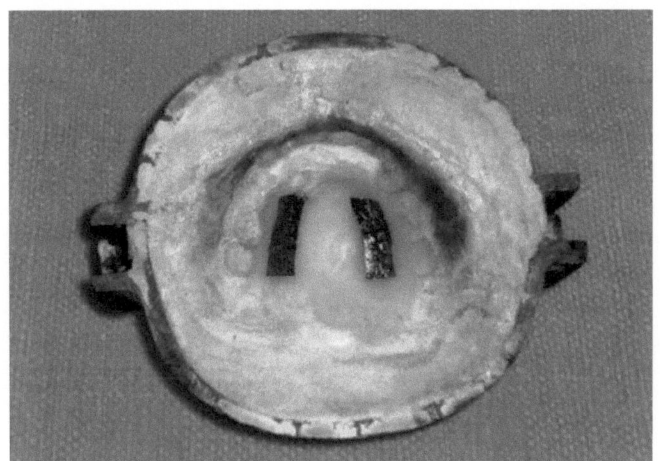

Posicionamento do rótulo na região posterolateral do palato

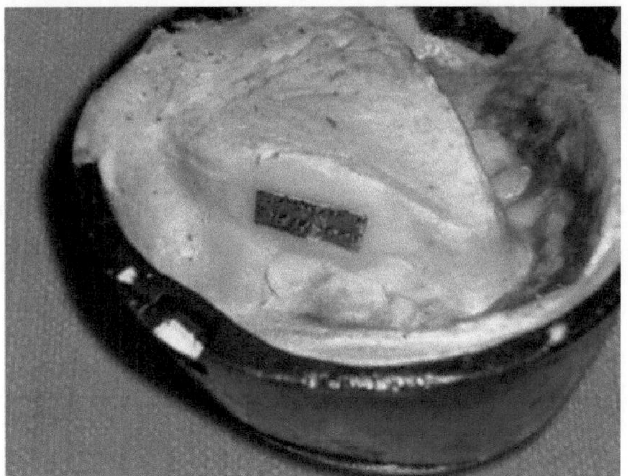

Posicionamento da etiqueta no rebordo lingual

- É efectuada a caraterização da base da prótese. A resina de polimetacrilato de metilo com veias cor-de-rosa curada pelo calor é embalada no frasco com uma consistência de massa
- Após a cura e a cura em bancada, as próteses são retiradas.

o O acabamento, o polimento e as correcções oclusais são efectuados antes da entrega da prótese

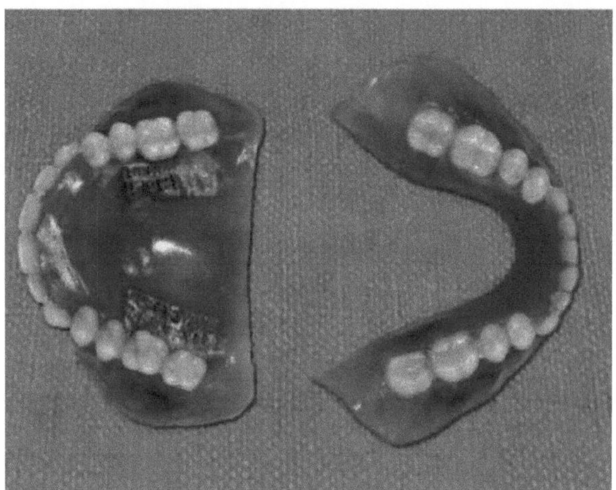

Vista extra-oral pós-operatória da prótese

Foi tirada uma radiografia periapical intra-oral que revelou todos os pormenores do paciente.

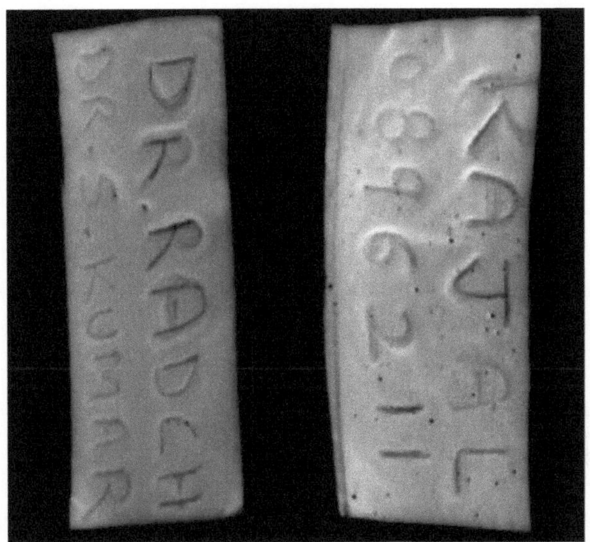

Radiografia IOPA mostrando os detalhes do paciente

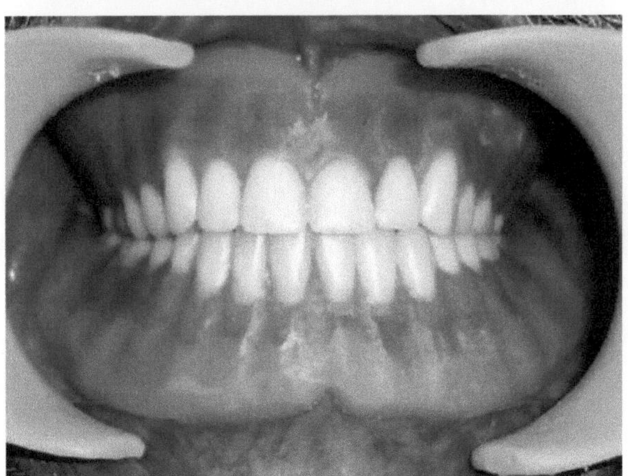

Vista intra-oral pós-operatória da prótese

Vantagem:

Trata-se de um método simples, fácil e rápido.

É um método durável e cosmeticamente aceitável que cumpre todos os requisitos da ADA. A resistência da prótese não é posta em causa

Método da tira de papel:

É mais económico do que o método da banda de identificação e utiliza papel de pele de cebola.[57]

Procedimento:

A superfície de encaixe da resina acrílica situada adjacente ao palato, entre a crista e o centro do palato, é humedecida com monómero num pequeno pincel. A tira de papel dactilografado é colocada sobre esta superfície e o papel é humedecido com o monómero. A resina transparente é então colocada sobre o papel antes do fecho final do frasco de prótese.

Vantagem:

- Uma alternativa menos dispendiosa utilizando um pedaço de papel "casca de cebola" ***Desvantagem:***
- A tira de papel pode não sobreviver a um incêndio

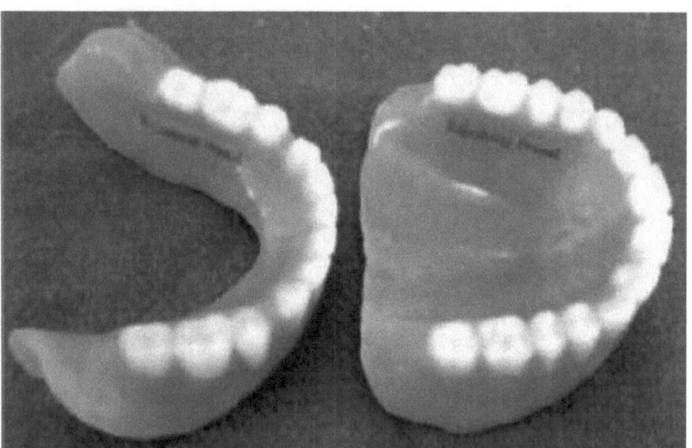

Método das tiras de papel

Método de Reeson

A Reeson[47] utilizou uma fita de aço inoxidável de 9,5 × 0,125 mm de espessura com o tamanho pretendido. O nome do doente, o número de identificação e o país de origem foram gravados com uma broca de cabeça de rosa na superfície polida da fita de aço e incorporados na superfície de encaixe da prótese durante o embalamento da prova.

Vantagem

Simples, económico e não requer equipamento especial.

A fita de aço inoxidável é resistente ao fogo.

Desvantagem

Surge quando é necessário efetuar um novo revestimento, mas isto pode ser ultrapassado se a prótese for revestida com resina acrílica transparente, o que permitirá que a placa de identificação seja visível[47] .

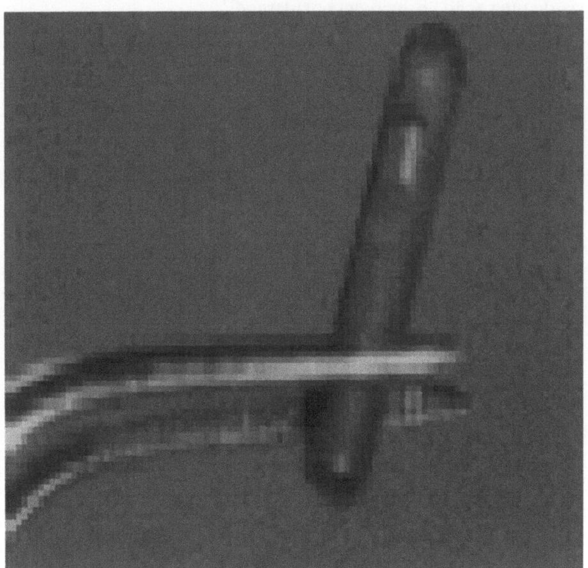

Método de Reeson

O método de Oliver

Neste método, os dados do doente são escritos com um marcador permanente Lumicolour 313 (Staedtler)[47] numa folha retangular de resina acrílica termocurada com 0,3 mm de espessura. A tira marcada com o nome do doente é inserida aquando do acondicionamento na fase de encerramento do ensaio. Em seguida, é coberta por uma camada de massa de resina acrílica muito fina. O frasco é cuidadosamente fechado e a prótese é processada.

As vantagens da utilização da folha de polimetacrilato de metilo como material para etiquetas de identificação são as seguintes

- A etiqueta e a base são do mesmo material e, por conseguinte, compatíveis

- Se a etiqueta se mover durante a embalagem e um canto sobressair através da superfície da prótese, uma etiqueta de resina acrílica pode ser facilmente corrigida. Uma prótese com uma etiqueta de papel ou de folha metálica saliente necessitaria de uma ação correctiva considerável[47]

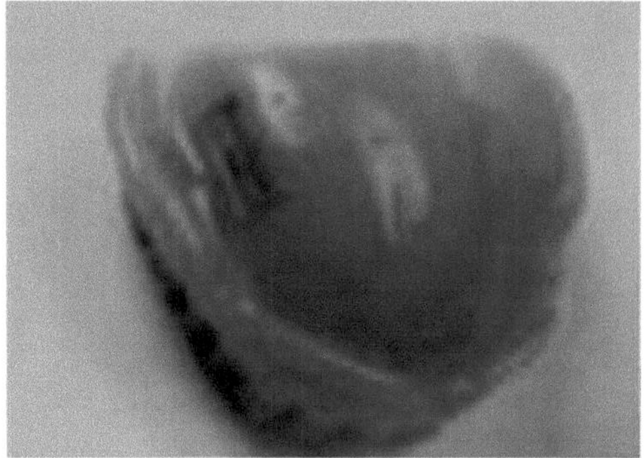

O método de Oliver

Número de identificação nacional:

Neste método de identificação da prótese, utilizaram o número de identificação nacional individual do doente (ININ) impresso no cartão iqama do doente ou no bilhete de identidade nacional (ID) emitido pelo Ministério do Interior, Reino da Arábia Saudita (KSA).

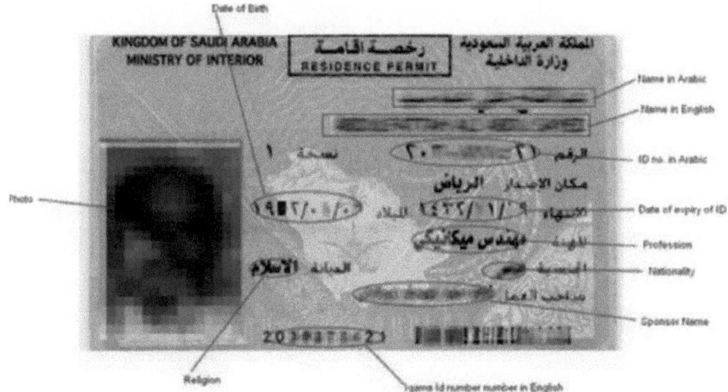

Autorização de residência/cartão de iqama ou número de identificação nacional individual de
Arábia Saudita

- O ININ contém todas as informações sobre os doentes, que são recolhidas e mantidas centralmente pelo Ministério do Interior, um organismo regulador do governo da KSA. Assim, a exatidão dos dados será fiável e também acessível a partir de qualquer lugar, pelo que não é necessário recolher as informações do doente e armazená-las no dispositivo de armazenamento eletrónico incorporado na prótese

- A pós-fabricação da prótese duplica o molde final como um molde refratário e faz um padrão de cera do ININ de 10 dígitos na área do rebordo lingual do molde refratário.

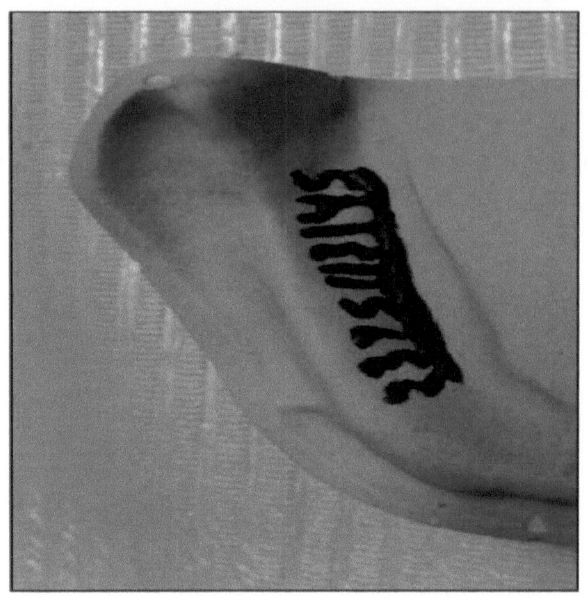

Padrão de cera do número de identificação nacional individual no molde refratário

- Investir o molde de cera com fundição refractária e convertê-lo em metal (níquel-crómio). O acabamento e o polimento da fundição do número de identificação individual de 10 dígitos são efectuados.

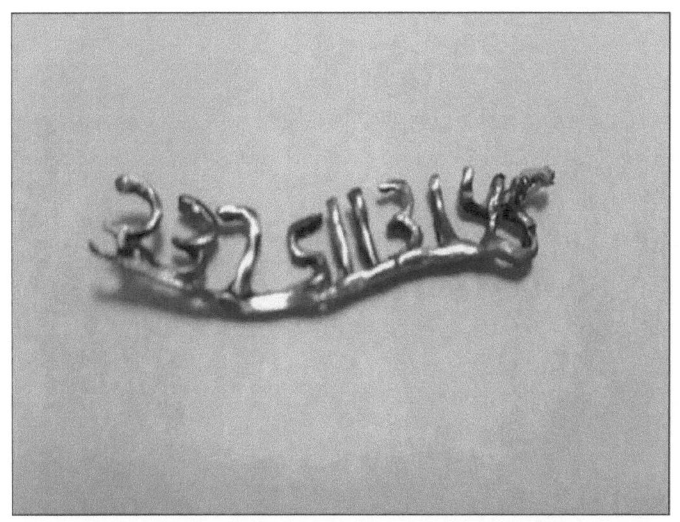

Número de identificação nacional individual em metal fundido, acabado e polido

- Agora, a etiqueta ININ está pronta para a técnica de identificação de próteses

- Desenhar a linha no rebordo lingual da prótese de acordo com o tamanho do ININ de metal fundido de 10 dígitos. Remover o acrílico da flange lingual da prótese mandibular e colocar o ININ de 10 dígitos em metal fundido. Após a colocação correcta na área do rebordo lingual, cobrir essa área com acrílico transparente e fazer o acabamento e o polimento adequados. De modo a não irritar a mucosa oral do doente.

- Nesta técnica, é preparada uma ranhura de 1 mm de profundidade na superfície acabada da base da prótese, que era ligeiramente mais larga do que o tamanho do número de identificação individual de 10 dígitos em metal fundido. É colocada uma gota de adesivo de cianoacrilato na ranhura para posicionar corretamente os números.

- A resina acrílica autopolimerizável transparente é misturada e colocada numa pequena quantidade sobre os números. A resina acrílica foi recortada e acabada da forma habitual.

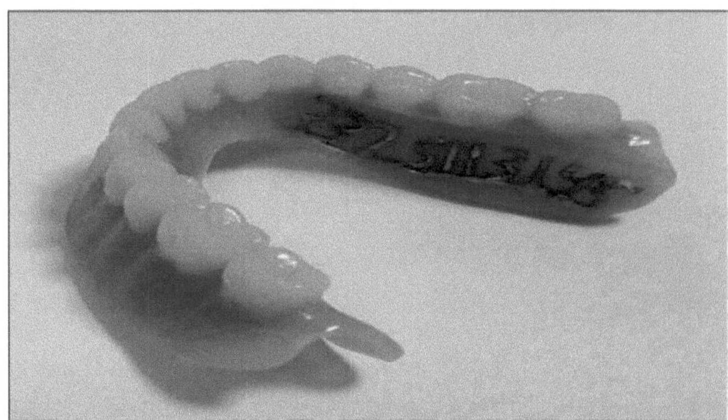

Prótese mandibular com inclusão de metal fundido número de identificação nacional individual

- A vantagem adicional da utilização de ININ em metal fundido é o facto de também ser visível na avaliação radiográfica.

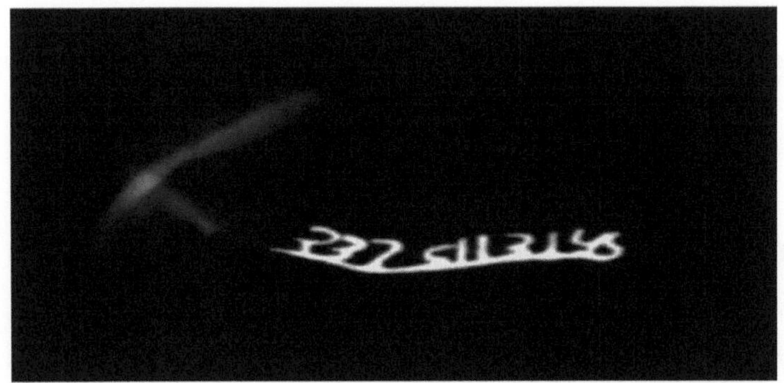

Avaliação radiográfica da prótese mandibular com número de identificação nacional individual

Vantagem

O número de identificação é feito de metal (níquel-crómio) e é fácil e claro de ler, com menos probabilidades de abrasão, menos probabilidades de qualquer efeito do calor, de situações de catástrofe em massa ou de crimes de genocídio.

- menos dispendioso, simples de utilizar e duradouro,

- método de identificação normalizado

-A etiqueta deste método é durável e pode suportar temperaturas elevadas

- menos hipóteses de deterioração visível radiograficamente e fornecem todas as informações importantes sobre o indivíduo que são normalizadas, fiáveis e também acessíveis a partir de qualquer local remoto.

Incorporação do código de matriz de dados:

A matriz de marcação[58] é uma bolacha de substrato termicamente resistente de 4 mm de diâmetro. É constituída por uma matriz de dados bidimensional de regiões de cor clara e escura que representam os números binários 0 e 1 e é digitalizada com o scanner portátil M210. Quando incorporada em resina acrílica de polimerização automática, 60 % da pastilha dissolveu-se no monómero e ficou inutilizada. Por conseguinte, procedeu-se à gravação direta do código por laser num disco de cerâmica. Os discos tinham 4 mm de diâmetro e 0,5 mm de espessura. Estes códigos matriciais podem conter 16 caracteres alfanuméricos em maiúsculas. Os discos de cerâmica codificados foram então incorporados na resina transparente curada pelo calor, na fase de enchimento e embalagem do fabrico da prótese.

Método da barra em T:

Uma barra de resina PMMA transparente em forma de T é construída através do corte da cera da placa de base e, em seguida, é processada e acabada em PMMA transparente.[59]

Procedimento:

1. Escreva o nome da pessoa ou o número de segurança social numa folha de papel.
2. Reduzir o nome para metade do tamanho ou aproximadamente 1,5 mm de altura numa fotocopiadora.

3. Corte uma barra em forma de T de resina acrílica transparente num comprimento ligeiramente superior ao do nome impresso.

4. O nome será fixado na superfície lisa da barra em T e o lado oposto servirá de pega.

5. Cortar um canal na superfície lingual posterior externa do material de base da prótese, utilizando uma broca redonda n.º 8 e uma broca cilíndrica n.º 557 para aplanar o pavimento até uma profundidade de 1,5 mm, conforme ilustrado.

6. Cortar o nome impresso da página de cópia com uma lâmina de bisturi n.º 11 e deixá-lo virado para cima na superfície de trabalho. Revestir a superfície lisa da barra em T e o lado impresso da tira de nome com uma camada de agente de ligação de resina fotopolimerizável, utilizando uma escova de nylon.

7. Pressionar a superfície húmida da barra em T sobre o lado impresso húmido da

tira de identificação. As superfícies molhadas permitem que a etiqueta adira à barra em T e o papel é mantido plano para um contacto adequado. Pegue na barra em T com a etiqueta e aplique outra camada de agente de colagem na parte de trás da etiqueta e nas extremidades expostas da barra em T.

8. Cura-se o conjunto com luz ultravioleta durante 20 segundos. Cure primeiro o lado impresso, direccionando a luz através da barra em T de acrílico transparente. De seguida, curar o lado posterior durante 10 segundos. Esta sequência evita que a tira de nome se afaste da superfície da barra em T durante a polimerização.

9. Reduzir o rebordo da superfície da barra em T à volta da etiqueta impressa para 0,5 mm. Introduzir o agente de ligação de resina acrílica na área de recesso da base da prótese e assentar completamente o conjunto da placa de identificação.

10. Utilizar agente de ligação adicional quando necessário para preencher ligeiramente o espaço à volta do conjunto e cobrir a margem da base da prótese. Fotopolimerizar a resina durante 20 segundos, mantendo o conjunto em posição. Esmerilhe o excesso de resina da barra em T e do agente de ligação até ao contorno anterior da superfície da prótese e, em seguida, faça o acabamento e o polimento da superfície.

Vantagem:

Este procedimento é mais eficiente em termos de tempo e apresenta menos porosidade e descoloração do que a resina acrílica autopolimerizada.

Microchips electrónicos:

Com o valor das marcações de próteses a ser mais bem compreendido, tenta-se utilizar tecnologia de ponta para rotular as próteses.[23]

Procedimento:

As informações do paciente são gravadas num chip de 5×5×0,6 mm.

Vantagem

Os testes efectuados em pastilhas embebidas em resina acrílica apresentaram uma boa resistência aos ácidos, são radiopacas e aderiram bem à resina acrílica.

Desvantagem:

Inscrito apenas pelo fabricante e não pelo dentista.[36]

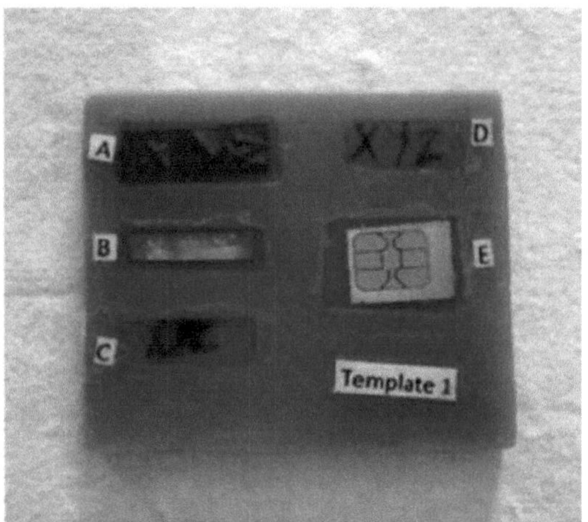

As etiquetas da prótese foram colocadas no modelo até uma profundidade de 2 mm e depois cobertas com acrílico transparente autopolimerizável para visualização

Método fotográfico:

Esta técnica utiliza a fotografia do paciente que é incorporada numa base de prótese em acrílico transparente. O nome, a idade e a localização geográfica do paciente são escritos no anverso da fotografia.

O marcador é particularmente útil em países com baixa taxa de alfabetização, onde uma fotografia é o método mais fácil de identificação. O marcador é particularmente útil nos países com baixa taxa de literacia, onde uma fotografia é o método mais fácil de identificação.[60]

Procedimento:

Nesta técnica, a fotografia do doente é incorporada na prótese com a ajuda de uma resina acrílica transparente

Vantagens

a) Este método é particularmente útil nos países com baixa taxa de literacia, onde uma fotografia é o método mais fácil de identificação

b) Este método também é útil em países com escritas diferentes.

c) A identidade é facilmente constatada por leigos com o olho sem assistência

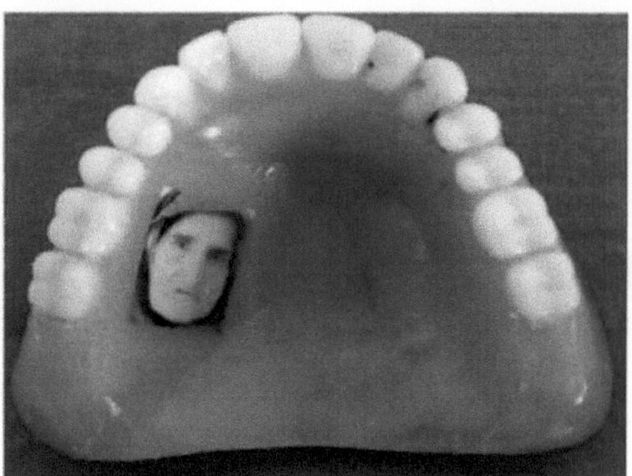

Fotografias incorporadas na prótese

Desvantagem:

Os testes térmicos revelaram que o marcador fotográfico e o código de barras só são resistentes a cerca de 200-300°C.

Cartão de memória:

O cartão de memória é um dispositivo de armazenamento de dados utilizado para armazenar ficheiros como áudio, clips de vídeo, imagens, mensagens de voz ou documentos de texto. Os dados do cartão podem ser lidos com a ajuda de um leitor de cartões em qualquer computador. O cartão de memória pode ser incorporado no acrílico e pode ser facilmente recuperado sem distorção. Não interfere com a função oral ou a resistência do material e não é necessária qualquer formação especial para o procedimento.[61]

Procedimento:

São registadas as informações pormenorizadas do doente, como o nome, a morada permanente, a profissão, a data de nascimento, os números de contacto, o endereço eletrónico, os números de contacto do cônjuge ou de familiares próximos, os números de contacto do médico de família e do dentista, o grupo sanguíneo, a história clínica e os registos de tratamento com fotografias e radiografias.

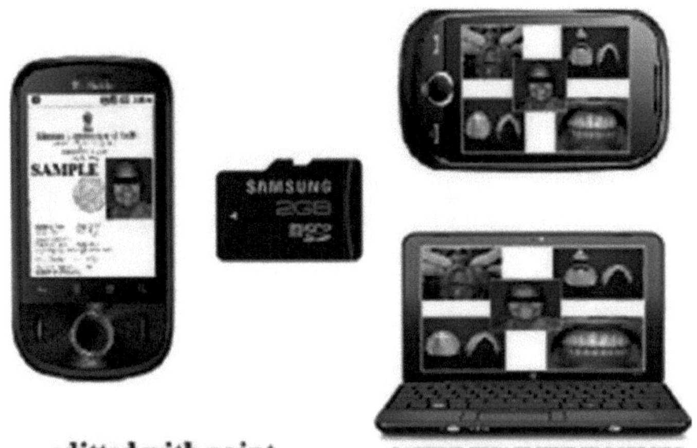

Cartão Micro Secure Digital (MicroSD) com as informações do doente

- Esta informação é digitada utilizando o programa de processamento de texto da Microsoft e é guardada como documento. A informação guardada é depois transferida para o SanDisk micro SD utilizando o leitor de cartões de memória.

- Utilizando um escultor de cera de lecron, cortar uma depressão ligeiramente mais larga do que o tamanho do cartão MicroSD na flange lingual externa da prótese mandibular de teste. Verificar se o cartão de memória cabe na depressão.

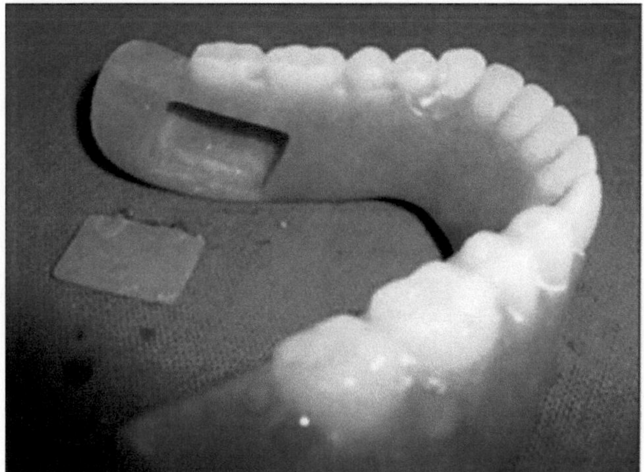

Retalho acrílico e depressão preparados para identificador em prótese completa mandibular

- Processar a prótese juntamente com uma folha de cera de 11 × 16 × 0,5 mm, de acordo com as instruções do fabricante.

- Desinfetar, limpar e secar a prótese antes de fixar a aba acrílica à depressão. Colocar o acessório de modo a que fique bem nivelado com as áreas circundantes e possa ser levantado de um lado para aceder ao cartão.

- Fazer duas ranhuras na aba acrílica e fixar os elásticos com resina acrílica autopolimerizável. Fixar a aba acrílica à prótese com resina acrílica autopolimerizável, criando as ranhuras correspondentes.
- A outra extremidade da aba (que pode ser levantada) tem uma extensão de acrílico de 1 mm que se encaixa na ranhura correspondente. Esta extensão pode ser aberta sempre que for necessário retirar o cartão.

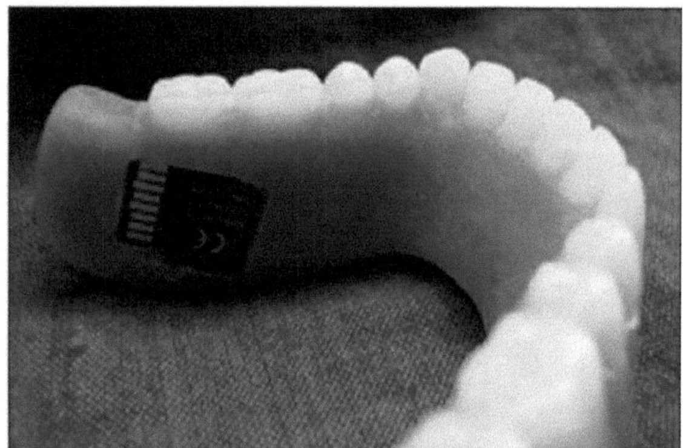

Cartão MicroSD incorporado na prótese

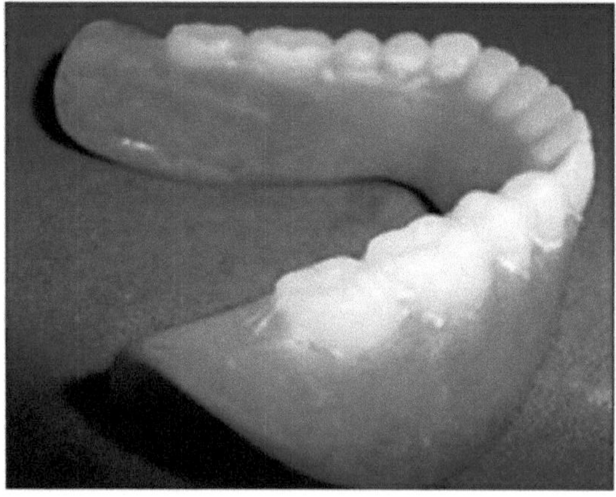

Cartão microSD coberto com aba acrílica

Vantagem:

- Armazena uma grande quantidade de dados num espaço reduzido e não requer equipamento especial para os ler.
- É rentável.
- É durável e a sua impermeabilidade é notável.

- Em caso de catástrofe, pode ser recuperado da dentadura pelo dentista que é membro da equipa de Identificação de Vítimas de Catástrofes (DVI) e lido em qualquer computador utilizando um leitor de cartões de memória facilmente disponível. Assim, esta técnica pode ser utilizada eficazmente em identificações forenses e não forenses.

Desvantagens :

- Não é resistente ao fogo, mas pode ser bem protegido pela almofada de gordura bucal das bochechas e pela língua muscular, uma vez que é colocado na parte palatina posterior da dentadura maxilar.
- No entanto, em temperaturas extremas, o cartão de memória queimar-se-á e poderá não ser útil para a identificação forense.
- Se as informações do doente tiverem de ser alteradas ou actualizadas, o cartão de memória tem de ser retirado da prótese e voltar a ser incorporado. Além disso, em caso de desastre em massa, a recuperação cuidadosa do cartão de memória é essencial para evitar danos no cartão de memória. A eficácia deste método foi avaliada após 6 meses e provou ser eficaz.
- O custo do cartão de memória é também muito económico. As limitações do cartão são o facto de, em caso de grande impacto, o cartão poder ficar danificado. Durante os testes térmicos, o cartão de memória pode suportar temperaturas entre -25 e 85°C e não pode ser duradouro em caso de incêndio ou desastres aéreos,

quando a temperatura pode subir até 600°C.[62]

Gravação a laser:

O laser de vapor de cobre (CVL) pode gravar a identificação do paciente na superfície de não impressão da prótese parcial metálica. Pode rotular os componentes de cobalto-crómio das próteses de forma fácil e legível e reduzir o tamanho da letra dos dados. O feixe de CVL é focado e aplicado na superfície do material por um scanner de dois eixos montado com espelhos. O computador é utilizado para controlar o movimento do scanner e o disparo do feixe CVL [63]

Foram efectuadas impressões de diagnóstico com hidrocolóide irreversível e os moldes foram vazados com gesso dentário tipo III. O molde foi examinado com um topógrafo William's e foi efectuada a preparação da boca. Foram estabelecidos planos de orientação e foram preparados apoios oclusais no segundo pré-molar e segundo molar inferiores direitos e apoios de cíngulo no canino inferior esquerdo. Foi planeada uma contenção I-Bar no canino inferior esquerdo e foram colocados grampos circunferenciais no segundo pré-molar inferior direito e no segundo molar, respetivamente.

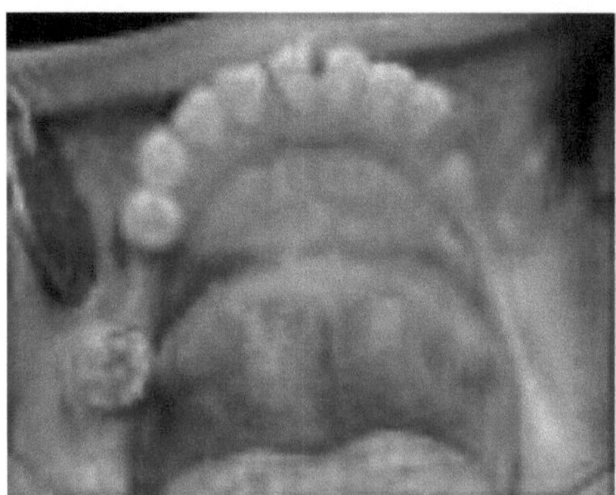

Classe II de Kennedy modificação 1 arcada parcialmente edêntula

Uma vez concluída a preparação da boca, a impressão final foi efectuada com material de impressão de silicone Addition e os modelos foram vazados com gesso dentário Tipo IV. Foi escolhido um desenho de barra lingual com conectores menores de base de dentadura do tipo treliça e foram feitos padrões de cera. A estrutura foi investida e fundida com liga de Co-Cr, e a estrutura metálica obtida da fundição foi acabada e polida. A estrutura foi cuidadosamente examinada para selecionar o local de marcação da prótese e foi escolhida a superfície do camafeu do conetor menor da base da prótese, uma vez que esta área será coberta com resina acrílica e a gravação será preservada permanentemente sem qualquer alteração do ambiente intra-oral e também isolada do ataque microbiano.

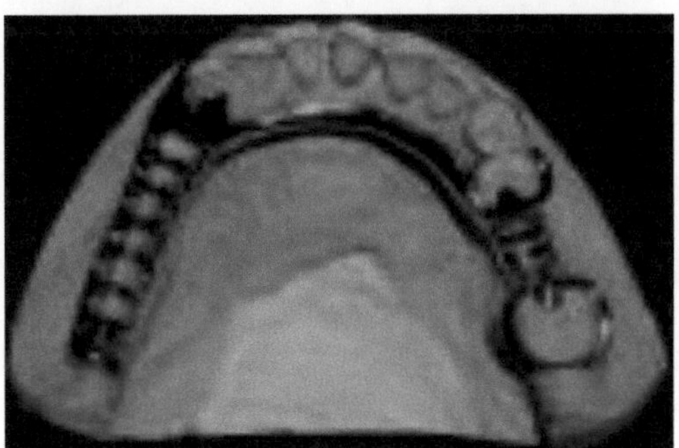

Estrutura da prótese parcial fundida no molde

O paciente sugeriu um código de identificação numérico (17489) e cada dígito foi gravado a laser nos conectores menores sucessivos da base da prótese

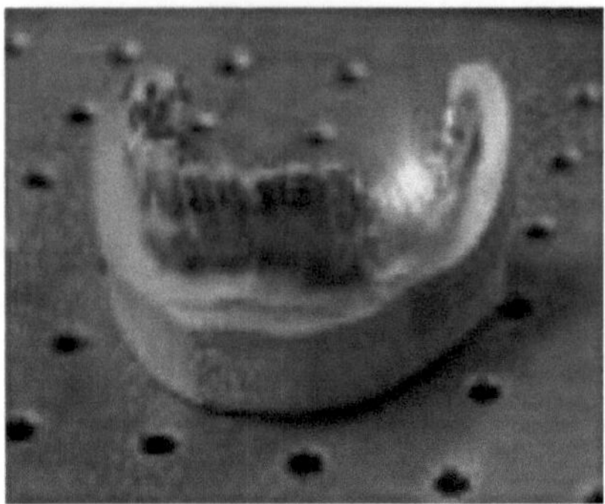

Micro-corrosão a laser com laser de díodo

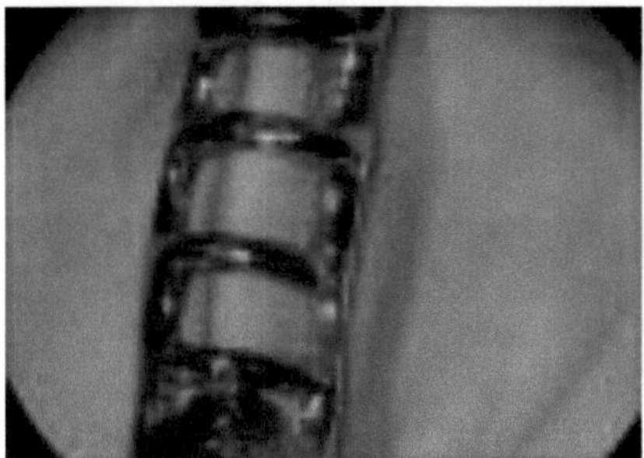

Superfície gravada sob ampliação revelando os algarismos

A estrutura foi verificada intraoralmente e a relação dos maxilares foi registada. Os dentes artificiais foram arranjados e processados e as próteses inseridas na boca do paciente. Foram dadas instruções de higiene oral e o paciente foi seguido regularmente, tendo-se mantido satisfatório e funcional.

Vantagem:

- A micro-corrosão a laser é uma técnica precisa, económica e promissora de rotulagem de próteses metálicas.

- Esta técnica é simples, económica e reduz o tempo de laboratório envolvido noutras técnicas de marcação de próteses.

- Uma vez que a gravação é efectuada na superfície do cameo do conetor menor da base da prótese, será coberta pela resina acrílica. Por conseguinte, o conetor menor sob o material da base da prótese foi selecionado para a gravação, uma vez que a gravação será coberta e preservada pela superestrutura acrílica. No entanto, outras áreas da estrutura também podem ser utilizadas para a microgravação a laser, mas são vulneráveis à acumulação de placa bacteriana e podem comprometer a higiene e as propriedades mecânicas da estrutura metálica.

Desvantagem:

- Necessidade de uma espessura adequada das superfícies metálicas para a gravação.

- Outra limitação da gravação a laser é a disponibilidade da unidade de gravação a laser.

- A limitação deste método é o facto de ser dispendioso e de requerer equipamento e técnicos especializados para efetuar o procedimento e de não poder ser utilizado para gravar em resina acrílica.

Placas de matrícula em titânio

Um procedimento simples e inovador de integração do número de segurança social do doente numa folha de titânio que é simples, rápido para a identificação forense, universalmente reconhecido e seguido.[64,65]

Procedimento:

- Esboçar o número de segurança social do doente com o código internacional na folha de titânio de 5 1 0,08 cm utilizando um estêncil e um marcador indelével.

- Cortar o número na folha de titânio com uma broca redonda utilizando um micromotor de laboratório.

- Posicionar a tira de titânio no recesso criado ao longo da superfície palatina da prótese maxilar ou na lingualange da prótese mandibular.

- Preencher a reentrância com resina autopolimerizante cor-de-rosa.

- Aparar, polir e dar acabamento à prótese de forma convencional.

- Efetuar radiografias da prótese para verificar a presença de um número na tira de titânio.

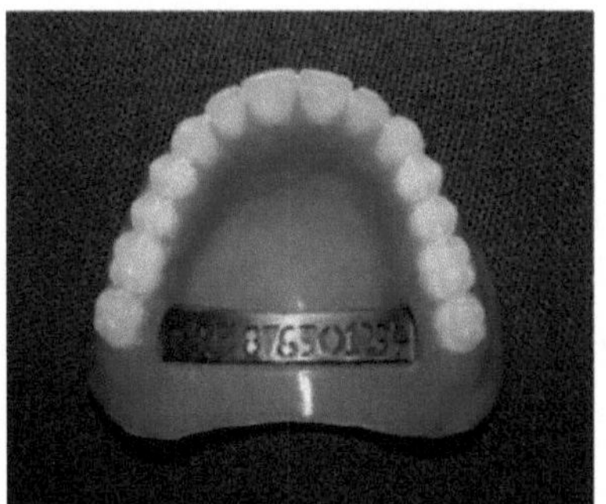

Fita de titânio no rebaixo

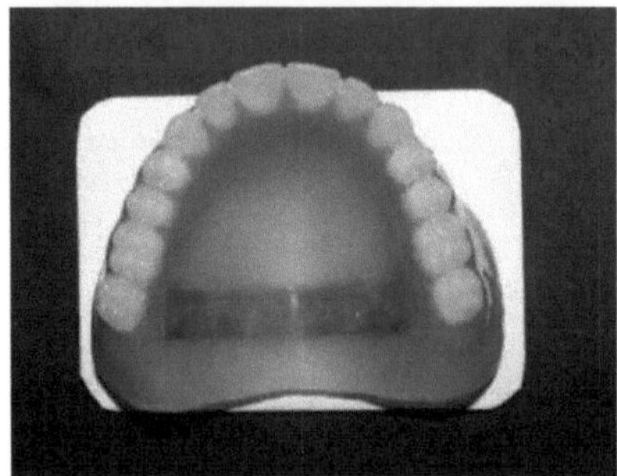

Dentadura acabada e polida

Radiografia da dentadura

Vantagem:

A utilização de tiras de titânio resiste a temperaturas elevadas, mesmo acima dos 1500 °C, e é legível, uma vez que os números são cortados na tira.

Desvantagens:

Tal como outros métodos explicados em várias literaturas, tem limitações. Inclui a incapacidade de armazenar mais informação, tal como o código de barras e os cartões de memória.

Various techniques of denture marking

Name and year of contribution	Technique	Advantages	Disadvantages
Surface marking techniques			
Stevenson (1987)[17]	Scraping patient"s name with the tip of a surgical blade highlighted with a graphite pencil	Simple and quick Cost effective	Can make denture rough and difficult to clean Tissue irritation
Heath (1987)[18]; (1988)[66]	Writing on the surface of the denture using a spirit based pen and then covering it with dental sealants	Simple and quick Cost effective	Can be removed during cleaning procedures or relining
Inclusion techniques			

Name and year of contribution	Technique	Advantages	Disadvantages
Lose (1958)[67]	Patient"s name is typed on a thin paper, then included in the denture during the trial closure	Simple and quick Cost effective	Limited amount of information Not fire resistant
Dippennar (1986)[68]	Insertion of a rolled soft metal band into a predrilled cavity and then the plugging it with self cure resin	Fire resistant	Markings not readily visible Difficulty in writing on a thin metal strip with a bur
Cotter (1988)[69]	A small round micro-metal chip embedded in the denture and covered by clear acrylic	Cosmetically discrete Chip readable after burning for one hour at 1,500 °C	High cost Limited information
Reeson et al. (2001)[70]	Stainless steel tape	Fire resistant	Limited information

Name and year of contribution	Technique	Advantages	Disadvantages
Rajan and Julian (2002)[71]	Microchips	Small size Aesthetic	High cost
Ling et al. (2003) [63]	A copper vapor laser (CVL) can be used to label the cobalt-chromium components of metallic dentures		Cannot be used for acrylic prostheses Special equipment required
Venkat and Shenoy (2006)[72]	Use of a lead foil	Simple and quick Cost effective	Limited information
Agulo et al. (2009)[62] Rajendran et al. (2012[73])	Barcodes incorporated into dentures	It can survive temperatures above 600 °C Barcode systems can contain	Scanning of barcodes may be difficult, needs a computer database The curvature of the denture

Name and year of contribution	**Technique**	**Advantages**	**Disadvantages**
		large amounts of data	may cause distortion of the barcode, making it unreadable
Millet and Jeannin (2004)[74], Nuzzolese et al. (2010)[75], Madrid et al. (2012) [76]	Radiofrequency identification (RFID) system consists of a data carrier (tag or transponder), and a reader with an antenna	In contrast to the barcode system, there is no need to have a database on a computer	The hand held reader may not exist in every hospital The chips do not have a large amount of data space Cellular phones in the vicinity can affect readout ranges

QUELIOSCOPIA

A superfície externa dos lábios tem muitas elevações e depressões que formam um padrão caraterístico chamado impressões labiais, cujo exame é conhecido como quelioscopia. Em 1932, Edmond Locard, um dos criminologistas franceses, recomendou a utilização das impressões labiais na identificação pessoal e na criminalização. Suzuki e Tsuchihashi deram um novo nome às impressões labiais: "figura linearum Iabiorum rubrorum".

Snyder relatou no seu livro de investigação de homicídios que as características dos lábios
formadas pelos sulcos labiais são tão individualmente distintivas como as características das cristas das impressões digitais.[77]

Suzuki e Tsuchihashi, em 1970,[78] conceberam um método de classificação das impressões labiais, que é o seguinte

1. Tipo I: Um sulco bem definido que atravessa verticalmente o lábio.
2. Tipo I": Ranhura de comprimento parcial do tipo I.
3. Tipo II: Uma ranhura ramificada.
4. Tipo III: Uma ranhura intersectada.
5. Tipo IV: A Padrão reticular
6. Tipo V: Outros padrões.

Registo de impressões labiais As impressões labiais podem ser registadas de várias formas.

1. Fotografar os lábios do suspeito.[79]
2. Numa superfície plana e não porosa, como um espelho, podem ser fotografados, ampliados e traçados sobrepostos dos sulcos.[80]
3. Aplicar batom, batom para lábios ou outros meios de transferência adequados nos lábios e, em seguida, fazer com que o indivíduo pressione os lábios num pedaço de papel, fita de celofane ou superfície semelhante.[79]

4. Utilizar uma impressora digital, de preferência uma impressora digital de rolos.[81]

5. A pessoa imprime os seus lábios (sem batom ou outro meio de gravação) contra uma superfície adequada e, em seguida, processa essas impressões com um pó de revelação de impressões digitais convencional ou com um pincel magna e pó magnético.[79]

Impressão labial na deteção de crimes

Tal como as impressões digitais e os dentes, as impressões labiais podem ser utilizadas como instrumento de identificação. As impressões labiais são únicas e não se alteram ao longo da vida de uma pessoa.[88] As impressões labiais devem ser procuradas em talheres e loiças, no vidro da janela ou da porta e em fotografias ou cartas. As impressões labiais podem também aparecer lado a lado com marcas de dentes em produtos alimentares. Na prática, as impressões labiais também foram observadas em janelas, quadros, portas, sacos de plástico e pontas de cigarros.[83]

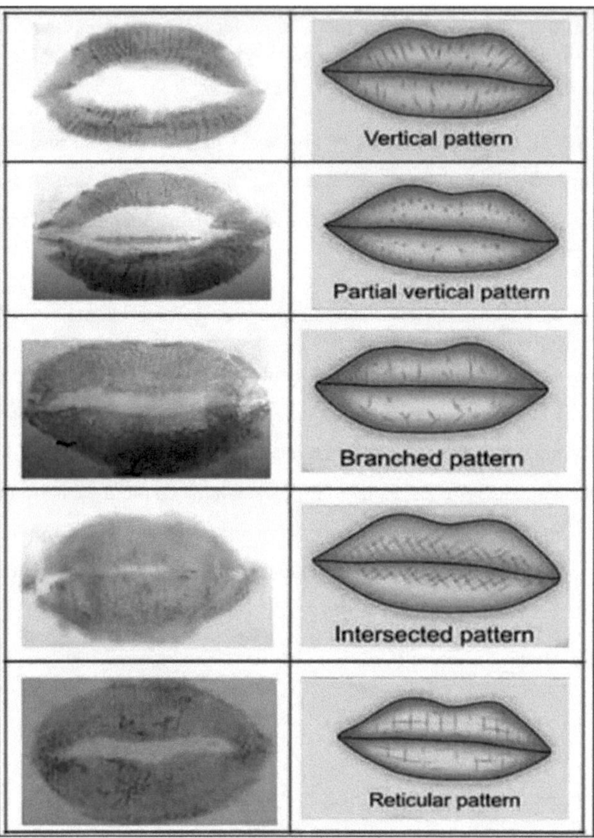

Tipos de impressões labiais

RUGOSCOPIA

É o estudo das rugas palatinas. As rugas palatinas foram descritas pela primeira vez por Winslow em 1753. As rugas palatinas são cristas irregulares e assimétricas da membrana mucosa que se estendem lateralmente a partir da papila incisiva e da parte anterior da rafe palatina mediana.[84] A rugoscopia tem aplicação no domínio da antropologia, da anatomia comparada, da genética, da odontologia forense, da prótese dentária e da ortodontia. As rugas palatinas, para além de serem únicas e A rugoscopia tem aplicação no domínio da antropologia, da anatomia comparada, da genética, da odontologia forense, da prótese dentária e da ortodontia. As rugas palatinas, para além de serem únicas e individuais, estão protegidas de traumatismos pela sua posição natural na cabeça e isoladas do calor pelas almofadas de gordura da língua e da cavidade bucal, ao contrário das impressões digitais que podem ser destruídas. Com a idade, as rugas mudam de comprimento, mas permanecem na mesma posição durante toda a vida de uma pessoa. Para estudar as rugas, é efectuada uma impressão da arcada maxilar.

Aspectos anatómicos:

As rugas palatinas formam-se no 3º mês de vida, a partir do tecido conjuntivo duro que cobre o osso. Uma vez formadas, não sofrem quaisquer alterações, exceto no comprimento, devido ao crescimento normal. Foram efectuadas investigações sobre o efeito térmico e as alterações de decomposição nas rugas palatinas de vítimas de queimaduras e verificou-se que a maioria das vítimas não sofreu quaisquer alterações no padrão das rugas palatinas. Além disso, foi observada a capacidade das rugas palatinas de resistir a alterações de decomposição até sete dias após a morte.

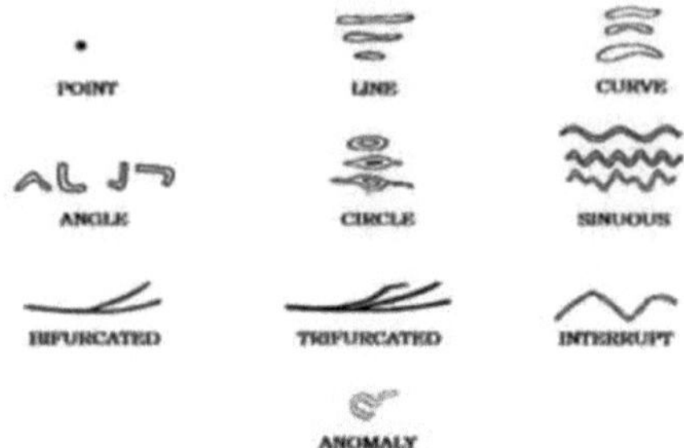

Classificação das rugas palatinas de Martin dos Santos.

A identificação das rugas pode ser induzida em erro por eminências mal demarcadas das rugas, em casos edêntulos, sendo a causa mais comum de dificuldade na identificação em estudos forenses. Em casos com eminências muito baixas, a forma ou o formato das arcadas alveolares não são muito claros e pode ser difícil compará-los nessas situações. Em segundo lugar, a alteração da altura do palato, causada principalmente pela atrofia do osso alveolar após a perda dos dentes, é uma causa adicional de baixa taxa de precisão, quando os traçados das rugas são utilizados para comparar padrões em casos edêntulos.

Em terceiro lugar, os padrões não complexos, tais como as rugas rectas, com eminências bem demarcadas, causaram por vezes problemas na identificação.

A fotografia oral ou as impressões orais podem ser utilizadas para analisar as rugas palatinas. A estereoscopia permite obter uma imagem tridimensional da anatomia das rugas palatinas. Baseia-se no exame de duas fotografias tiradas com a mesma câmara, a partir de dois pontos diferentes, utilizando equipamentos especiais. A sobreposição de várias fotografias digitais para comparar os padrões das rugas pode ser efectuada utilizando vários programas informáticos. Por exemplo, RUGFP-ID, software de comparação de rugas palatinas (PRCS versão 2.0) Calcorrugoscopia ou impressão sobreposta podem ser utilizadas para efetuar uma análise comparativa. A esterofotogrametria, que utiliza um dispositivo especial chamado marcador traster, permite a determinação correcta do comprimento e da posição de cada uma das rugas.

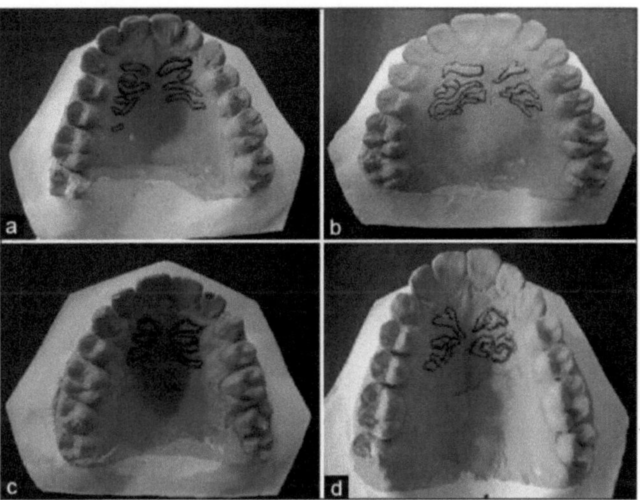

Types of palatal rugae

Classification of palatal rugae	Characteristics
Type I	Posterior-anterior directed rugae
Type II	Rugae perpendicular to the rapha
Type III	Anterior-posterior directed rugae
Type IV	Rugae directed in several directio

Limson e Julian desenvolveram um programa de computador que utiliza o princípio frequentemente empregue na análise de impressões digitais. O método utilizou imagens digitalizadas do palato nas quais foram traçados pontos característicos nas extremidades medial e lateral de todas as rugas.

Os pontos traçados foram avaliados pelo programa informático e a informação armazenada sequencialmente correspondendo à posição do pixel. Estes investigadores obtiveram uma precisão de até 97% no reconhecimento de indivíduos em simulações de comparação post e ante mortem das rugas palatinas.

Um estudo recente de obtam e colaboradores afirma que podem ser obtidas taxas de precisão elevadas na identificação post mortem de rugas palatinas através de uma comparação visual direta dos padrões de rugas post mortem e ante mortem obtidos a partir de dentaduras.

ANÁLISE DE MARCAS DE DENTADAS

Marcas de mordida individuais - As marcas deixadas pelos dentes numa pessoa podem ser usadas para identificar um indivíduo. As diferenças de tamanho e forma dos dentes podem por vezes ser facilmente notadas, especialmente quando os dentes estão em falta ou são proeminentes. O tipo mais comum de marcas de mordida são as contusões.[85]

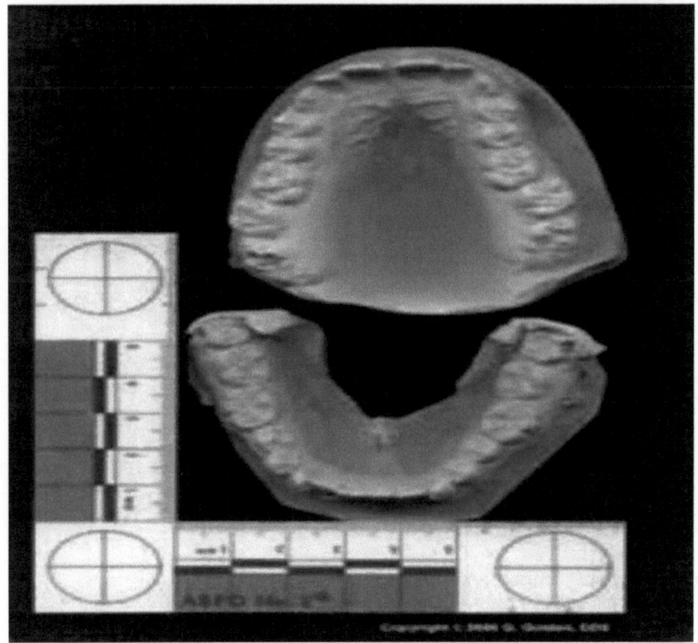

Posição fora de ângulo da escala em relação à marca de bit

As marcas de dentadas podem ser bidimensionais ou tridimensionais. As provas bidimensionais, como as fotografias, apresentam distorções angulares. Algumas ferramentas do Photoshop podem ser utilizadas para detetar e corrigir certas distorções angulares. Este é um passo extremamente importante, uma vez que constitui a base para os procedimentos de comparação que se seguem. O primeiro problema com esta imagem é a posição fora de ângulo da escala em relação à marca de bit.

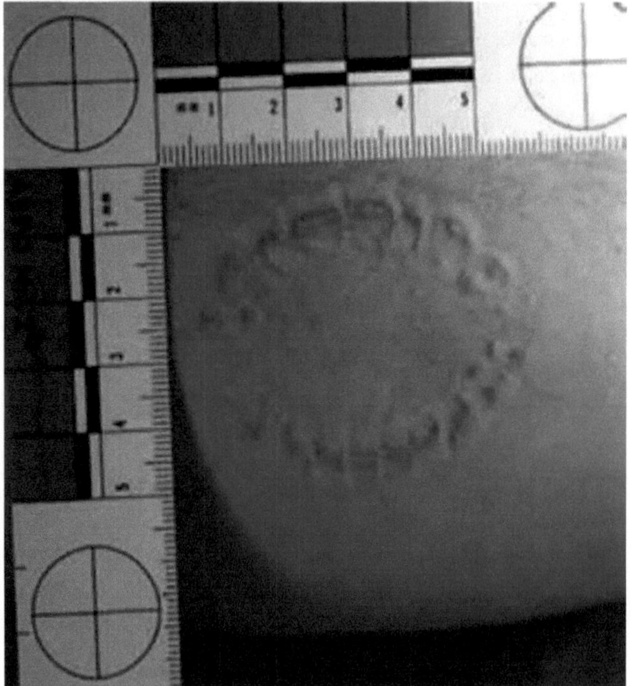

Apresentação da mordedura humana

Apresentação da mordedura humana:

A mordedura humana é descrita como uma lesão elíptica ou circular que regista as características específicas dos dentes. As marcas de mordedura consistem num padrão elíptico de marcas de dentes individuais em torno de um perímetro de abrasões e contusões.

A lesão pode ter a forma de um donut com características registadas em torno do perímetro da marca. Em alternativa, pode ser composta por dois arcos em forma de U, separados nas suas bases por um espaço aberto. O diâmetro da lesão varia normalmente entre 25-40 mm.[86] Frequentemente, pode observar-se uma área central de contusão no interior das marcas dos dentes.

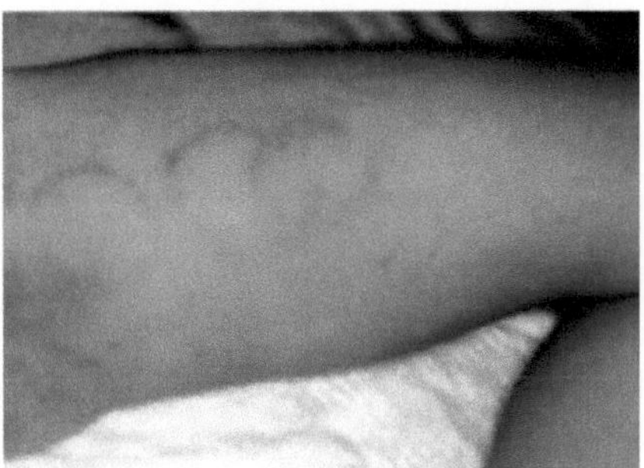

As marcas de mordedura consistiam num padrão elíptico de marcas de dentes individuais
à volta de um perímetro de escoriações e contusões

As marcas de vários dentes anteriores superiores e inferiores são normalmente encontradas na marca de mordida, mas podem ocorrer variações: pré-molares e molares podem estar envolvidos, a arcada inferior cria a lesão mais visível, talvez explicável porque os dentes inferiores mais pequenos, em comparação com os superiores, têm uma área de superfície reduzida e a tensão (força exercida por unidade de área) está inversamente relacionada com a área de superfície.[87]

Métodos:

1) Método direto:

Neste método, o modelo de dentes suspeitos é comparado com uma fotografia em tamanho real da marca de mordida real. Neste caso, é feita uma comparação direta entre modelos dentários, fotografias ou modelos de levantamento de pó de impressões digitais. A técnica de "levantamento de pó de impressões digitais" consiste em polvilhar a pele mordida com pó de impressões digitais e utilizar fita adesiva para transferir as marcas de mordedura para uma folha de acetato.

2) Métodos indirectos:

Este método envolve a utilização de sobreposições transparentes para registar os bordos de mordida de um suspeito. As sobreposições transparentes são feitas traçando à mão livre as superfícies oclusais de um modelo dentário numa folha de acetato. Ao comparar a técnica de "levantamento de pó de impressões digitais" com as fotografias, a utilização de fotografias resultou em pontuações mais elevadas determinadas por uma versão modificada das directrizes de pontuação do American Board of Forensic Odontology (ABFO)13. A utilização de sobreposições transparentes é considerada subjectiva porque o traçado pode ser facilmente manipulado. Por outro lado, as sobreposições geradas por fotocopiadoras, em que não é utilizado o traçado, são consideradas o melhor método para fazer corresponder a marca de mordida correcta ao conjunto correto de modelos sem a utilização de imagens de computador.

Pessoa mordida:

As provas recolhidas junto da vítima não implicam normalmente o consentimento informado, mas é prudente explicar as suas intenções e registar o consentimento, por precaução. É extremamente importante que a marca da mordedura seja fotografada corretamente, para evitar distorções fotográficas, e é preferível que tal seja feito por um fotógrafo qualificado.

Historial, exame/descrição da lesão:

O aspeto físico, a cor, o tamanho e a orientação da lesão.

* Qual é a localização no corpo? Qual é o contorno relativo e a elasticidade do local?

* É possível determinar a diferença entre as marcas dos dentes superiores e inferiores?

* Que tipos de lesões estão presentes? Cortes? Hematomas? Arranhões?

Esfregaço da zona para recolha de saliva:

A saliva terá sido depositada na pele durante a mordedura ou a sucção e deve ser recolhida e analisada. Utilizar a técnica do esfregaço duplo:[88]

Utiliza-se um cotonete humedecido com água destilada para lavar a superfície que foi contactada pela língua e pelos lábios, utilizando uma ligeira pressão e movimentos circulares.

■ A segunda zaragatoa seca é utilizada para recolher a humidade remanescente que é deixada na pele pela primeira zaragatoa.

■ Ambas as zaragatoas são cuidadosamente secas ao ar à temperatura ambiente durante pelo menos 45 minutos antes de serem entregues às autoridades policiais para análise.

■ As duas zaragatoas devem ser mantidas frescas e secas para reduzir a degradação das provas de ADN salivar e o crescimento de bactérias que podem contaminar as amostras e reduzir o seu valor forense.

■ Em seguida, devem ser enviados ao laboratório o mais rapidamente possível para análise.

■ Se o tempo até à apresentação for prolongado, recomenda-se que os esfregaços sejam armazenados num envelope ou caixa de papel para provas que permita que o ar continue a circular à volta das pontas dos esfregaços. (As zaragatoas não devem ser seladas em sacos de plástico ou recipientes de plástico).

■ Os envelopes ou caixas devem ser refrigerados ou congelados durante o armazenamento.

■ Nesta altura, deve também ser recolhida uma amostra de ADN da vítima para permitir a comparação com a amostra da marca de mordedura. Esta amostra pode consistir num esfregaço bucal ou numa amostra de sangue total.

■ O perfil de ADN da vítima permitirá a análise de eventuais misturas encontradas na amostra da mordedura, que podem envolver contribuições do depositante e da vítima

Fotografias:

Podem ser utilizados vários tipos de equipamento fotográfico e de películas, como se descreve a seguir.

- Fotografia de grande plano com e sem escalas.
- A escala deve ser colocada no mesmo plano que a marca e perto do pormenor, mas sem o obscurecer. A escala ABFO n.º 2 (com dois membros curtos em ângulo reto) tem componentes lineares e circulares - útil para a deteção de distorções.
- O plano do filme da câmara deve ser mantido paralelo à pele para minimizar a distorção da perspetiva. Em superfícies curvas, as marcas dos dentes mandibulares e maxilares podem ter de ser fotografadas separadamente[89]
- Repetir a fotografia em intervalos para obter melhores resultados, uma vez que o inchaço, a cor e as nódoas negras podem mudar ao longo de vários dias

Impressões

- Fabricar uma impressão exacta da superfície mordida para registar quaisquer irregularidades produzidas pelos dentes, tais como cortes, abrasões, etc.
- Utilizar materiais de impressão de vinil polissiloxano ou poliéter.[86] Pode ser utilizado acrílico dentário ou gesso como suporte rígido para o material de impressão. Isto permitirá que a impressão registe com precisão a curvatura da pele.

Primeiros socorros:

- Deve ser prestada assistência médica imediata à vítima viva, uma vez que as mordeduras humanas têm um maior potencial de infeção do que as mordeduras de animais.[88]
- As lesões que afectam a integridade da superfície da pele devem ser tratadas o mais rapidamente possível.

Potencial mordedor:

Explicar ao arguido o que vai ser feito e porquê e obter um consentimento informado. Verificar se foi efectuado algum tratamento dentário recentemente após o alegado incidente.

Fotografia:

Rosto e perfil completos, vistas anteriores e laterais dos dentes, vistas oclusais das arcadas superior e inferior.

Impressões:

Sempre que possível, devem ser tiradas pelo menos duas impressões de cada arcada, utilizando técnicas de impressão dentária aceites. A relação interoclusal deve ser registada.

Amostra de mordidas:

Sempre que possível, as mordidas de amostra devem ser feitas num material adequado, simulando o tipo de mordida em estudo.

Elencos de estudo:

Os moldes principais devem ser preparados com gesso tipo II aprovado pela American Dental Association e preparados de acordo com as especificações do fabricante, utilizando técnicas dentárias aceites. Podem ser fabricados moldes adicionais em materiais adequados para estudos especiais. Quando forem necessários modelos adicionais, estes devem ser duplicados a partir dos modelos principais, utilizando procedimentos de duplicação aceites. A rotulagem deve tornar claro qual o modelo principal que foi utilizado para produzir um duplicado. Os dentes e as áreas adjacentes de tecidos moles dos modelos principais não devem ser alterados por escultura, corte, marcação ou outras alterações

Amostra de mordida:

Uma amostra da mordida do suspeito é registada em oclusão cêntrica, utilizando uma bolacha de cera da placa de base ou uma amostra de massa de silicone

Análise do Bite Mark:

- Exame da marca de mordedura.

- Idealmente, as características da marca de mordedura devem ser estudadas (incluindo características de tamanho, forma e alinhamento dos dentes e arcadas, medidas e ângulos) antes de se efectuarem comparações com a dentição do potencial mordedor, numa tentativa de reduzir o enviesamento.

- As fotografias da marca da dentada são digitalizadas e enviadas para o Photoshop.

- As distorções fotográficas são detectadas e corrigidas, sempre que possível. Não é possível corrigir as grandes distorções devidas a uma má técnica fotográfica: a mordida deve ser novamente fotografada.

- São produzidas fotografias/imagens em tamanho real (1:1)

- As fotografias podem ser impressas ou as imagens podem ser guardadas no computador.

- Digitalizar modelos (tridimensionais) do potencial mordedor e importar para o Photoshop.

- Produzir sobreposições de acetato de volume oco geradas por computador dos bordos de mordida da dentição suspeita.

- Comparar as marcas de mordedura de fotografias (tamanho real) ou imagens de computador com a dentição do mordedor, utilizando a sobreposição. Algumas características podem ser medidas digitalmente, por exemplo, a rotação dos dentes, a posição labio-lingual, as dimensões da arcada e dos dentes individuais, o espaçamento entre dentes.

- Preparar o relatório.

Princípios de redação de relatórios: Descrição do Bite mark:

Tanto no caso de uma vítima viva como de uma pessoa falecida, o odontologista deve determinar e registar certas informações vitais.

- Devem ser registados os dados demográficos, incluindo o nome dos examinadores.

- A localização anatómica, o contorno da superfície (plana, curva ou irregular) e as características dos tecidos (osso, cartilagem, músculo e gordura) e da pele (móvel ou fixa) devem ser anotados.

- A forma da marca da mordedura deve ser descrita.

- A cor deve ser registada.

- As dimensões verticais e horizontais da marca de dentada devem ser registadas, de preferência no sistema métrico.

- Tipo de lesão.

- Deve também ser observado se a superfície da pele é recortada ou lisa.

Utilizando o método acima descrito, a correspondência física entre a marca de mordedura e a dentição do mordedor pode ser avaliada e podem ser tiradas conclusões relevantes.[90] No entanto, as conclusões continuam a depender das competências e da experiência do dentista e da compreensão das propriedades biomecânicas da pele e do tecido subjacente. A maioria dos dentistas forenses concorda que a maioria das mordeduras não possui pormenores suficientes para identificar positivamente apenas um indivíduo, mas pode ser útil para a investigação incluir ou excluir uma determinada pessoa da causa da marca de mordedura.

O DNA NA ODONTOLOGIA FORENSE

O ADN é preservado nos dentes e nos ossos durante um período muito longo, constituindo assim uma valiosa fonte de informação. A análise do ADN antigo (aDNA) pode ser efectuada através da extração de pequenas quantidades de ADN que permanecem em amostras com centenas a dezenas de milhares de anos.[91]

Os dentes são resistentes a condições adversas que degradam o ADN, como a humidade, a temperatura elevada e a ação microbiana.[92,93] No dente, a dentina e a polpa são fontes ricas de ADN que podem ser extraídas com sucesso.[90]

Reação em cadeia da polimerase (PCR):

A técnica da reação em cadeia da polimerase (PCR) permite a amplificação do ADN mesmo a partir de quantidades negligenciáveis de material de origem. O ADN amplificado é então comparado com amostras ante mortem, tais como sangue armazenado, escova de cabelo, vestuário, esfregaço cervical, amostras de biopsia. Envolve o ADN nuclear, mas o ADN mitocondrial (mt) é mais abundante e pode ser identificado nos casos em que o ADN nuclear é insuficiente. Os tecidos dentários, como a dentina e o cemento, são ricos em ADNmt.

Os resultados de um estudo demonstraram que pode ser extraída uma quantidade suficiente de ADN do corpo da coroa, do corpo da raiz e da ponta da raiz. No entanto, o corpo da raiz é a região que produz maiores quantidades de ADN.[95] Não só a quantidade de ADN disponível para o laboratório é importante, mas também a sua qualidade e pureza. Além disso, pode ser extraída uma grande quantidade de ADN de qualidade de um dente, o que constitui uma vantagem importante na análise do ADN

- A amelogenina (AMEL) é uma das principais proteínas matriciais segregadas pelos ameloblastos do esmalte. O gene AMEL, que codifica uma proteína altamente conservada, está localizado nos cromossomas X e Y nos seres humanos.[96]

■ Assim, as fêmeas (XX) têm dois genes AMEL idênticos, mas os machos (XY) têm dois genes não idênticos. Preparando o ADN dos dentes por ultra-sons, e posterior amplificação por PCR, estes autores obtiveram 100% de sucesso na determinação do sexo do indivíduo.

As regiões altamente variáveis do ADN têm padrões únicos para cada indivíduo. Podem ser utilizados vários materiais biológicos para o isolamento do ADN e para a realização de testes laboratoriais de identificação humana, incluindo dentes, tecido ósseo, bolbo capilar, amostra de biopsia, saliva, sangue e outros tecidos corporais.[97]

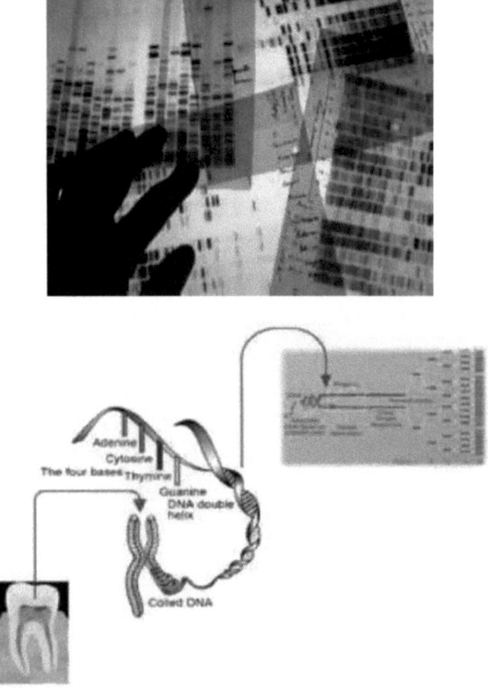

Fotografia esquemática que mostra a replicação do ADN por PCR

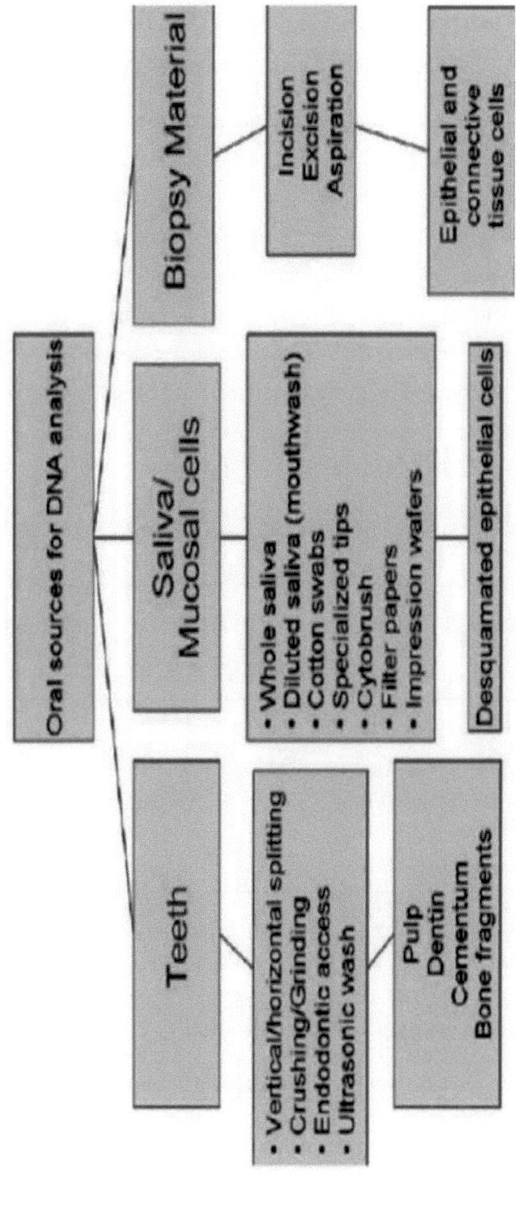
Oral sources for DNA analysis
Teeth
Saliva/ Mucosal cells
Biopsy Material
• Vertical/horizontal splitting
• Crushing/Grinding
• Endodontic access
• Ultrasonic wash
• Whole saliva
• Diluted saliva (mouthwash)
• Cotton swabs
• Specialized tips
• Cytobrush
• Filter papers
• Impression wafers
Incision
Excision
Aspiration
Pulp
Dentin
Cementum
Bone fragments
Desquamated epithelial cells
Epithelial and connective tissue cells

ESTUDOS PARA ESTIMATIVA DA IDADE E DETERMINAÇÃO DO SEXO

Índice canino mandibular como determinante do sexo:

Os caninos parecem não ser afectados por acontecimentos catastróficos extremos, como acidentes aéreos ou furacões. O método consiste na avaliação de moldes dentários na faixa etária de 14 a 20 anos. Boaz, et al. revelaram que os valores médios das dimensões vestibulares e mesiodistais do canino inferior esquerdo eram maiores no género feminino do que no masculino e que os valores médios das dimensões mesiodistais do canino inferior direito no género feminino eram maiores do que no masculino numa determinada amostra.

Table : Methods of sex determination by teeth

Visual/clinical method	Microscopic method	Advanced met
Differences in tooth size	Using Barr bodies	Amelogenin ge
Using canine dimorphism	DNA analysis	Polymerase cha reaction
Dental index		
Tooth morphology		

Anulações do cemento para estimativa da idade

As anulações do cemento dentário podem ser utilizadas de forma mais fiável para a estimativa da idade.

A idade prevista do indivíduo é assim obtida como:

Número de linhas incrementais (n) = X/Y

em que X é a largura total do cemento desde a junção dentinocemental até à superfície do cemento e Y é a largura do cemento entre as duas linhas incrementais.

Ao adicionar a idade média de erupção em anos para cada dente, conforme apresentado na Anatomia de Gray, ao número contado de linhas incrementais, obteve-se a idade cronológica do indivíduo.

$$E = n + t$$

em que a idade estimada = número de linhas incrementais (n)+ idade de erupção do dente (t).

Padrões de extremidade de haste de esmalte

Os padrões de extremidade da haste de esmalte são únicos num dente individual do mesmo indivíduo e em indivíduos diferentes.

As hastes de esmalte são colocadas pelos ameloblastos numa trajetória ondulante e entrelaçada. Isto manifesta-se na superfície exterior do esmalte como padrões das extremidades de uma série de barras de esmalte adjacentes. Estes padrões na superfície do esmalte são designados por impressões dentárias.

O termo "ameloglifos" ("amelo" significa "esmalte"; "glifos" significa "esculturas") tem sido utilizado para o estudo de padrões de barras de esmalte na superfície do dente. Estes padrões de extremidades de varetas de esmalte podem ser duplicados por vários métodos, como a técnica da casca de acetato, a impressão em base de borracha, etc.

As alterações relacionadas com a idade na dentição podem ser divididas em três categorias: formativas, degenerativas e histológicas. As alterações formativas podem ser bons indicadores até aos 12 anos de idade. Incluem a conclusão da coroa, a erupção da coroa na cavidade oral e a conclusão da raiz. As alterações degenerativas incluem atrição, periodontose, aposição de dentina secundária e cemento (ambos observados microscopicamente), reabsorção radicular e transparência da raiz observada em secções trituradas. Os estudos de racemização de aminoácidos também são utilizados para determinar a idade.

O ácido aspártico é mais frequentemente utilizado com base na sua presença na dentina humana. O ácido aspártico apresenta fenómenos ópticos ao existir nas formas dextro (D) ou laevo (L). O ácido L-aspártico encontra-se na dentina humana e, com o tempo, converte-se em ácido D-aspártico. Tem uma renovação metabólica lenta e, por conseguinte, a sua decomposição é lenta. Assim, a avaliação dos rácios D/L na dentina, através de técnicas cromatográficas, pode ser correlacionada com a idade.

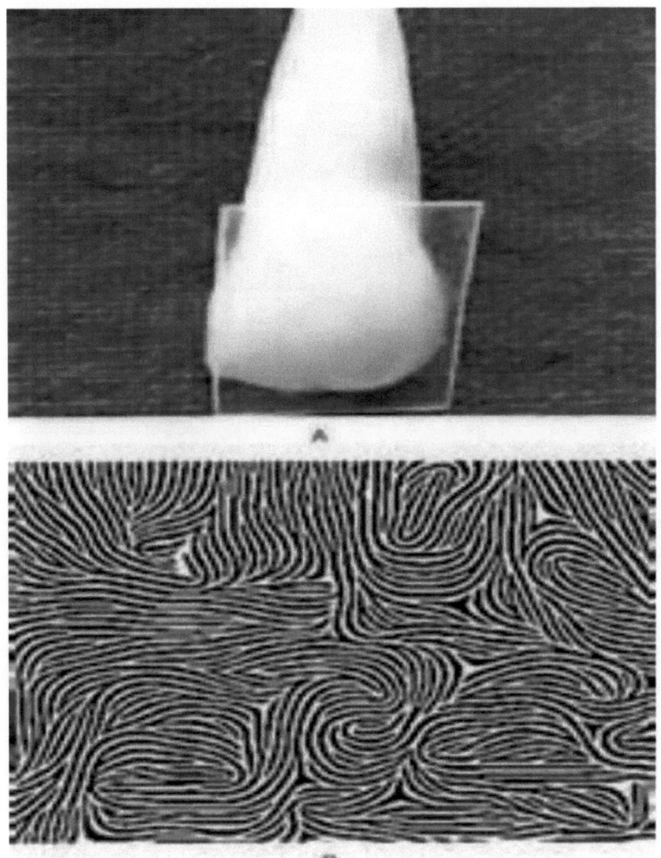

Impressões dentárias baseadas em ameloglifia

Translucidez da dentina

A translucência dentinária é considerada a melhor forma de estimar a idade dentária.[97] Tradicionalmente, a medição da idade com base na translucência da dentina era efectuada com a ajuda de um paquímetro Vernier.

Com os avanços tecnológicos, esta parece ser uma abordagem bastante desactualizada que implica um desperdício de tempo e energia. Assim, a digitalização parece ser a melhor alternativa para poupar tempo e facilitar o armazenamento.

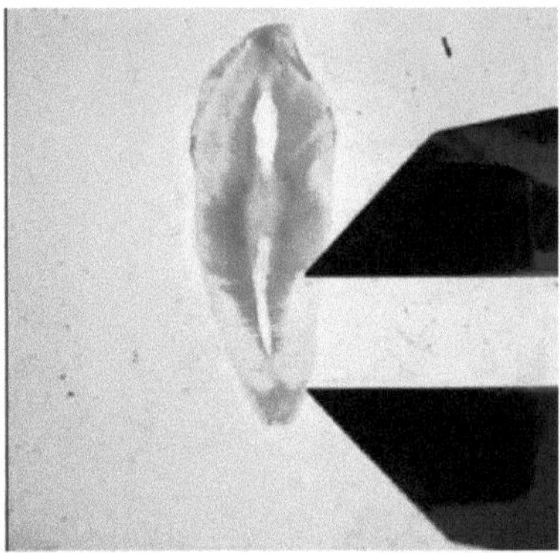

Imagem digitalizada da secção do dente utilizando um compasso de calibre convencional
método

Os dentes extraídos são cuidadosamente limpos e os restos de tecido mole são removidos da superfície da raiz com um bisturi. Os dentes são mantidos em formalina a 10% e, após a fixação, é efectuada uma secção manual com uma pedra de Arkansas no plano vestibulolingual, o mais próximo possível do eixo central do dente.

Cada secção de dente é colocada junto a uma escala ABFO (American Board of Forensic Odontology Scale) n.º 2 no prato do scanner.

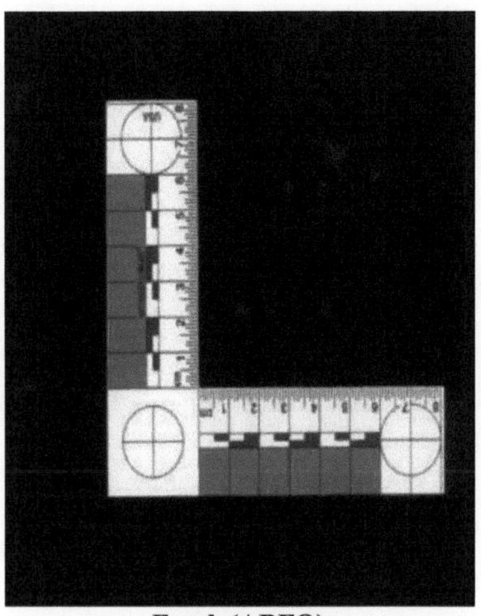

Escala(ABFO)

O eixo longo da secção é alinhado paralelamente ao eixo y da escala. Antes da digitalização, verifica-se se a definição do scanner corresponde a 100% do original para garantir imagens digitalizadas em tamanho real. Posteriormente, obtém-se uma imagem com uma resolução de 600 dpi da secção com a escala. A tampa do scanner é mantida aberta durante a digitalização e as condições de luz ambiente são reduzidas ao mínimo. As imagens digitalizadas são importadas para o programa de edição de imagens Adobe Photoshop para visualização e medição da extensão da translucidez. Os diferentes tecidos dentários são geralmente apreciáveis na imagem e a translucidez dentinária, em particular, aparece como uma região escura na secção.

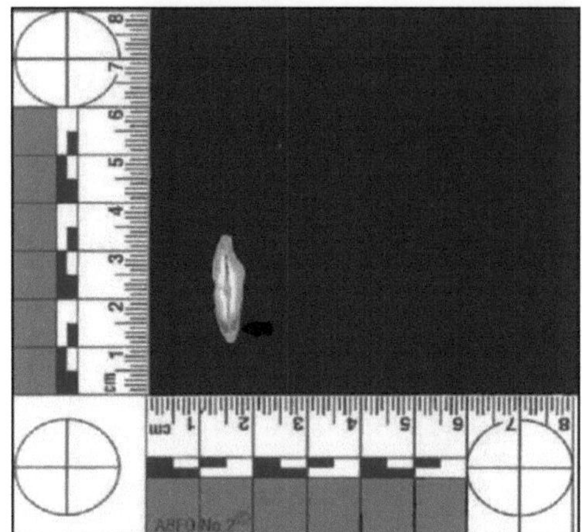

Imagem digitalizada do dente no scanner

Vantagem:

1. O programa de software utilizado está disponível comercialmente e é um auxiliar digital de edição de imagem amplamente utilizado.

2. A precisão da estimativa da idade utilizando o atual método digital é muito superior à do método convencional.

3. As imagens podem ser armazenadas e convenientemente recuperadas para utilização futura, independentemente do estado da secção atual do dente.

4. Este método é menos afetado por factores ambientais e pelo processo patológico.

5. Também pode ser utilizado em dentes intactos e não necessariamente em dentes extraídos, embora as secções dos dentes forneçam melhores detalhes.

6. Este método não requer um grande nível de especialização.

7. Como os dentes são simétricos na sua posição, qualquer dente de qualquer posição relativa pode ser incluído para efeitos de medição.

Desvantagem:

1. Verificam-se variações mais amplas.

2. Não existe uma definição globalmente aceite dos limites superior e inferior de limites da translucidez da dentina radicular

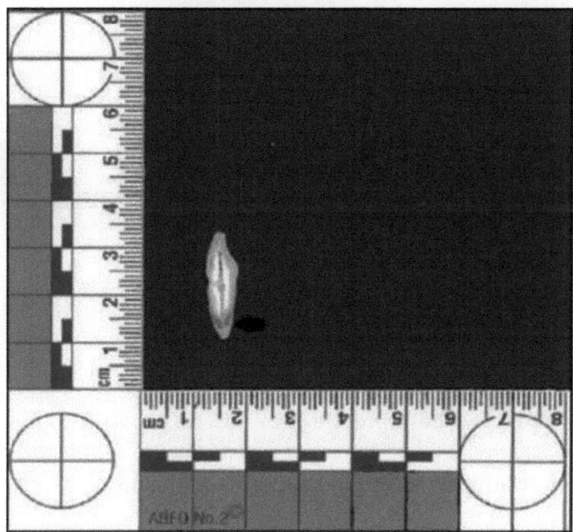

Imagem digitalizada do dente no scanner

Radiografia panorâmica:

O exame dentário e a comparação entre registos dentários e radiografias antemortem e postmortem produzem resultados com um elevado grau de fiabilidade e relativa simplicidade. As radiografias panorâmicas também são úteis para determinar a idade do indivíduo, avaliando a fase de erupção.

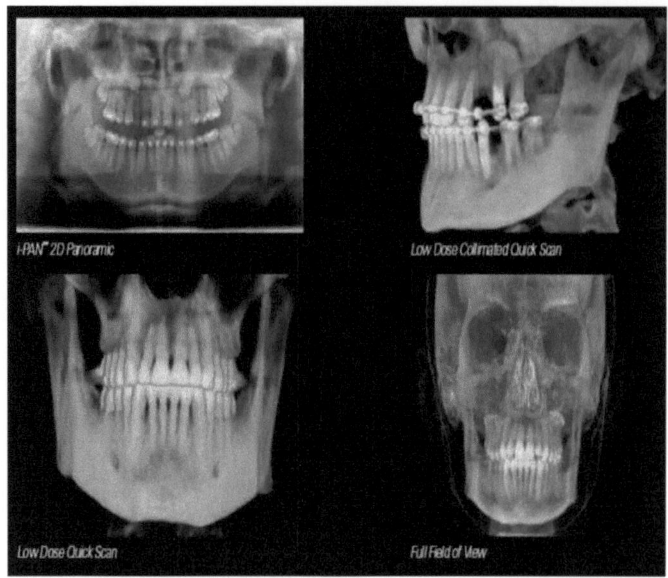

O tamanho da cavidade da polpa dentária é reduzido como resultado do depósito de dentina secundária.[97]

Terceiro molar para estimativa de idade

Os estádios de erupção foram avaliados utilizando a classificação de estádios de Olze, et al:

Fase A: Plano oclusal coberto por osso alveolar.

Fase B: Erupção alveolar; reabsorção completa do osso alveo-lar sobre o plano oclusal.

Fase C: Emergência gengival; penetração da gengiva por, pelo menos, uma cúspide dentária. *Estágio D:* Emergência completa no plano oclusal.

A idade de cada indivíduo foi calculada como a data de exposição menos a data de nascimento e registada como anos e 1/10 de anos nacionalidades para trabalhar de forma sinérgica e universal. Estratégias para o desenvolvimento de uma odontologia forense internacional.[98]

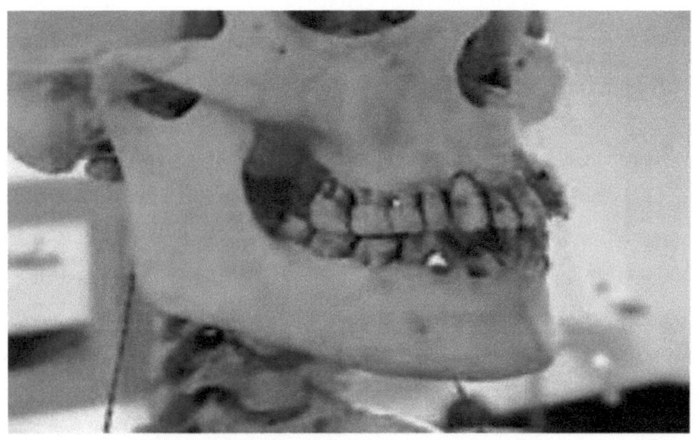

Quatro organizações dedicam-se ao domínio da odontologia forense. Estas organizações incluem: O Bureau of Legal Dentistry (BOLD), o American Board of Forensic Odontology (ABFO), a American Society of Forensic Odontology (ASFO), e a International Organization for Forensic Odonto- Stomatology (IOFOS).[99]

IMPLANTES

Um implante dentário é um dispositivo protético que é inserido no maxilar superior ou inferior, no qual pode ser ancorado um dente artificial, uma coroa ou uma ponte. Os implantes dentários são normalmente construídos em titânio.[100]

Mais recentemente, alguns fabricantes estão a construir os seus implantes a partir de zircónia[101,102] ou de uma combinação de titânio e zircónia. Os implantes dentários feitos de titânio têm um ponto de fusão superior a 1650 °C[103] e os feitos de zircónio têm um ponto de fusão superior a 1850 °C104. Esta propriedade física de ponto de fusão extremamente elevado[105,106] pode potencialmente ajudar na identificação das vítimas quando não existem outras provas científicas, como o ADN ou as impressões digitais[107] e a perda dos frágeis restos dentários.

Análise morfológica de implantes dentários:

Tal como acontece com os implantes, os cimentos de restauração são úteis na identificação através das suas características radiológicas e químicas. A radiodensidade do cimento depende de muitos factores,

sendo a sua composição a mais significativa 108, embora a espessura do material e a configuração da exposição,

a angulação do feixe de raios X, a metodologia de avaliação, a experiência do radiologista, a

software utilizado, etc., também estão envolvidos. A densidade média dos dentes é de cerca de 212,5. Ao determinar a radiodensidade do material restaurador, pode sugerir-se que foi utilizado um tipo/classe específico de resina/cimento e, subsequentemente, trazer uma camada adicional de evidência na identificação dentária.

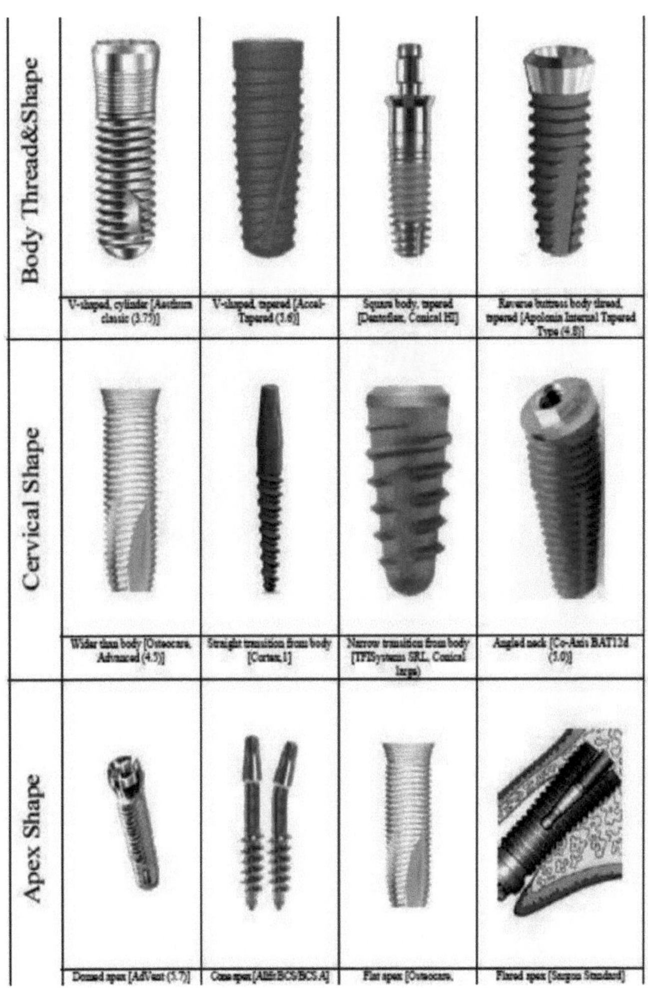

Principais características morfológicas dos implantes dentários

Registos radiográficos da colocação de implantes orais

A maxila e a mandíbula partidas e carbonizadas foram utilizadas durante a autópsia dentária. A maioria dos dentes apresentava coroas fracturadas devido à elevada temperatura. No entanto, um terceiro molar superior direito parcialmente carbonizado (#18) foi encontrado não irrompido e impactado. Além disso, foram recolhidos do corpo dois implantes dentários individuais com coroas protésicas metalo-cerâmicas. Ambos os implantes; o dente (#18); e os fragmentos de maxila e mandíbula foram encaminhados para exame radiográfico post-mortem.

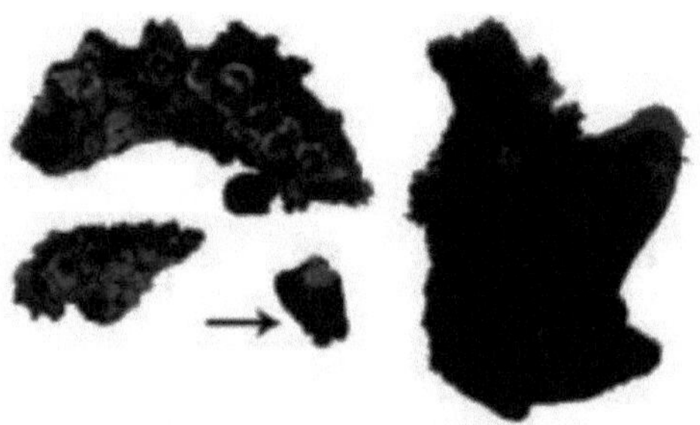

Figure Post-mortem photograph of the maxillary right third molar (arrov and the fragments of maxilla and mandible.

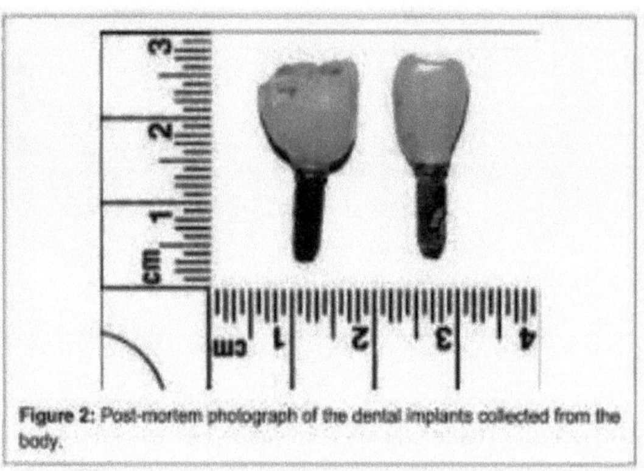

Figure 2: Post-mortem photograph of the dental implants collected from the body.

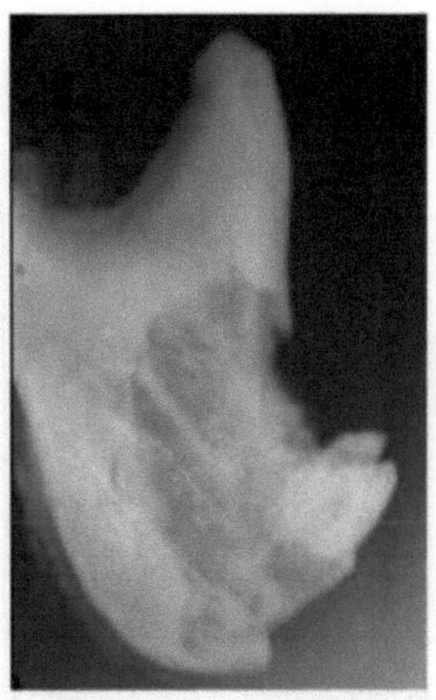

Post-mortem radiograph of the fragment of the right mandibula ramus

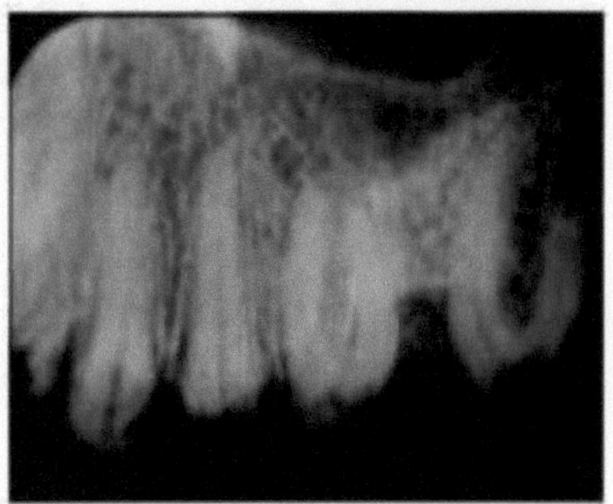

Post-mortem radiograph of the fragment of the posterior left r

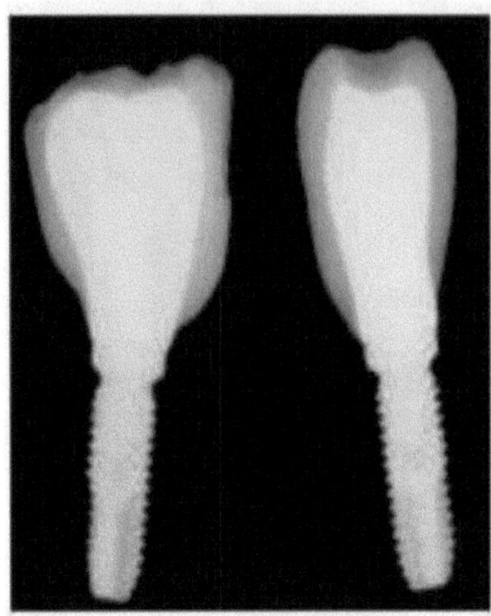

Post-mortem radiograph of the two single dental implants.

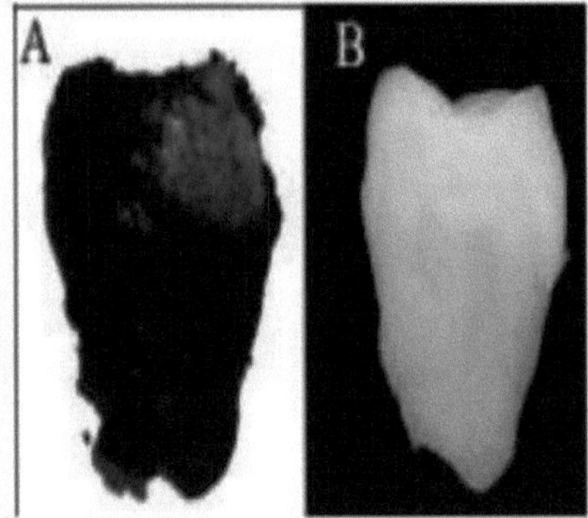

Comparison between post-mortem macroscopic (A) a
radiographic (B) morphology of the tooth #18.

AVANÇOS RECENTES

Etiqueta RFID:

A tecnologia RFID foi introduzida pela primeira vez em 1940, durante a Segunda Guerra Mundial, e utilizada para identificar aviões pertencentes à Royal Air Force[109]. Durante as décadas de 1980 e 1990, com os progressos da tecnologia da informação e a possibilidade de criar um número de identificação, permitindo a identificação de etiquetas individuais num grupo. Muitas das propriedades físicas dos sistemas RFID e a sua influência nos materiais biológicos dependem da frequência utilizada para transmitir os dados, produzindo etiquetas de baixo custo, o interesse pela RFID foi renovado.[110] Faz parte de uma tecnologia conhecida como "identificação automática e captura de dados" e é utilizada para identificar, localizar e seguir pessoas, animais e bens.[111,112]

O acrónimo RFID significa identificação por radiofrequência, que é uma tecnologia de comunicação eletrónica sem fios.[113] Um número de série que identifica uma pessoa, um animal ou um objeto é armazenado num microchip com uma antena acoplada. O chip e a antena em conjunto são designados por etiqueta RFID ou transponder.

A antena permite que o chip transmita o número de série ou outras informações a um leitor. O leitor converte as ondas de rádio reflectidas pela etiqueta RFID em informações digitais que são depois transmitidas a um computador com aplicações para as interpretar. Existem etiquetas "passivas", assim designadas porque a energia para ler as informações no chip é enviada pelo leitor. As etiquetas "activas", por outro lado, têm a sua própria fonte de alimentação, o que lhes permite comunicar entre a etiqueta e o leitor, aumentando assim o potencial de deteção do sinal. Outra caraterística das etiquetas RFID é a função de leitura/escrita. Existem chips "só de leitura" e "de leitura/escrita", para os quais podem ser transmitidos novos dados. As etiquetas têm várias formas e dimensões e podem ser adaptadas a aplicações específicas. Cada transponder tem um identificador único e imutável

No sector da saúde, a utilização de etiquetas RFID foi testada em vários domínios,

como a medicina transfusional, substituindo o código de barras por uma etiqueta. [114]Em Itália, no departamento de oftalmologia do Hospital Niguarda, os pacientes usam uma pulseira com microchip que armazena todos os dados médicos relevantes para a cirurgia a que vão ser submetidos[115]
Nos últimos 2-3 anos, a utilização da RFID tem sido aplicada em áreas anteriormente não consideradas adequadas. Estão em curso ensaios para avaliar as potenciais aplicações da RFID nos cuidados de saúde em áreas como: controlo do acesso e registo dos tempos de trabalho dos empregados; regulação do acesso aos elevadores; proteção de equipamento dispendioso; localização de doentes, pessoal e equipamento em hospitais e lares de idosos; organização de processos logísticos para contentores, vestuário, camas; identificação segura de doentes e materiais; proteção contra medicamentos falsificados.

Outras aplicações possíveis desta tecnologia são propostas no domínio forense[116]. Estudos recentes investigaram a utilização da tecnologia RFID para a marcação de cadáveres e a gestão de recursos num hospital durante uma situação de acidente em massa, como aconteceu durante o desastre do tsunami em 2004 pela equipa austríaca DVI[117]. A tecnologia RFID pode também ser utilizada como auxiliar na identificação dentária forense com base na comparação de registos dentários ante-mortem e post-mortem, através da colocação de um pequeno transponder nos dentes[118,119] e nas próteses dentárias[120].

A determinação das várias características individuais da dentição humana provou ser uma ajuda eficaz na tarefa de identificação. As pessoas edêntulas, por outro lado, perderam todas ou a maioria das características-chave que se revelaram valiosas em tais casos, pelo que o processo de identificação é muito mais difícil, a menos que as vítimas usem dentaduras marcadas[121]. Ao longo dos anos, foram experimentados vários sistemas de marcação de dentaduras [72,36]

Estes podem ser divididos em métodos de marcação à superfície e métodos de inclusão. Os métodos de inclusão envolvem a incorporação de etiquetas metálicas ou não metálicas, códigos de barras[58] ou microchips[122,123]

O pequeno transponder RFID não tem sido popular devido ao seu elevado custo e relativa indisponibilidade. Por conseguinte, tentou-se desenvolver um sistema de marcação de próteses dentárias que melhorasse os sistemas anteriores em termos de simplicidade, custo e eficácia, com especial ênfase na quantidade de dados armazenáveis.

O pequeno identificador RFID foi incorporado em três amostras de próteses superiores completas. Não é necessária qualquer formação especial ou um técnico de prótese dentária e o dispositivo em questão pode ser fabricado no consultório dentário.

O transponder não contém pilhas e está hermeticamente fechado num tubo de proteção. O leitor energiza o transponder por meio de um campo eletromagnético emitido pela antena do leitor. O leitor é ligado a um computador através da tomada do teclado e o sinal é visualizado no monitor do computador através de um processador de texto.

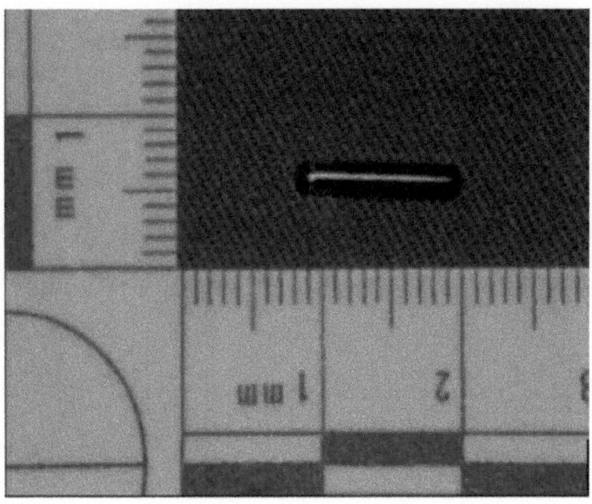

Etiqueta de baixa frequência passiva, com 10 mm de comprimento, em forma de torpedo, só de leitura

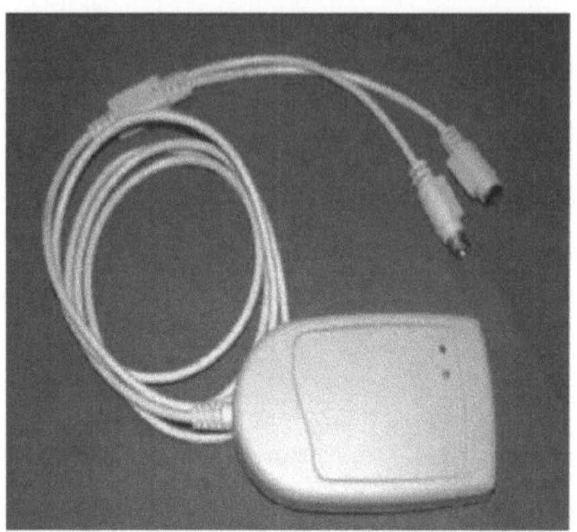

Leitor de etiquetas RFID a ser ligado a um computador através da tomada do teclado.

Procedimentos e resultados:

Esta dimensão é necessária para incorporar a etiqueta sem enfraquecer estruturalmente a prótese. As etiquetas foram posicionadas de modo a que os seus eixos longos fossem colocados paralelamente ao plano oclusal, com a antena orientada mesialmente. A etiqueta foi coberta com resina acrílica auto-polimerizável cor-de-rosa, eliminando quaisquer bolhas de ar presas. A prótese foi então processada num recipiente pressurizado com água morna (40°, 25 psi), e foi finalmente acabada e polida.

As três próteses implantadas com etiquetas RFID foram testadas para verificar a eficácia e o alcance da transmissão de dados. O leitor envia um sinal codificado que é devolvido pelo transmissor e depois converte-o em dados legíveis. A etiqueta era visível mesmo quando embutida em resina acrílica cor-de-rosa. A leitura foi positiva. A posição óptima de leitura no teste in vitro foi obtida com o leitor perpendicular ao eixo longo do microchip, com um alcance máximo de leitura de 1 cm.

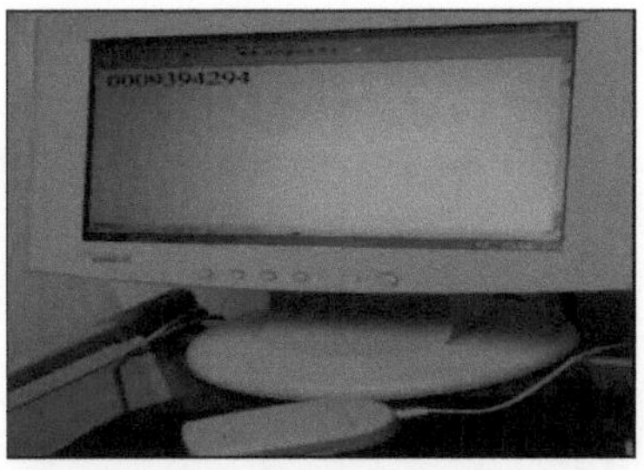

O sinal transmitido é apresentado no monitor do computador com um processador de texto

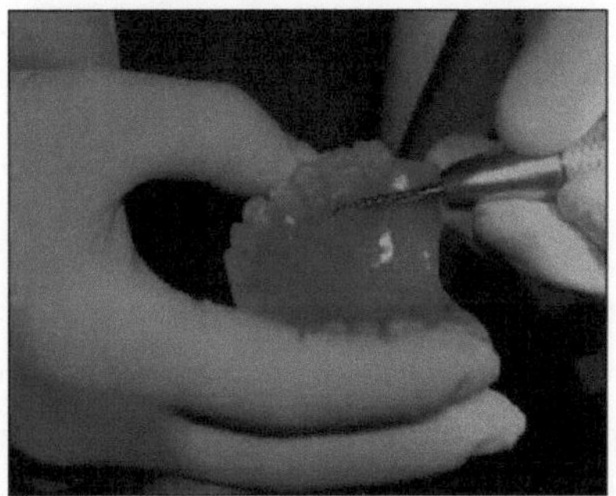

Foi efectuada uma depressão de 12 mm X 3 mm de profundidade na superfície externa da prótese com uma broca de carboneto

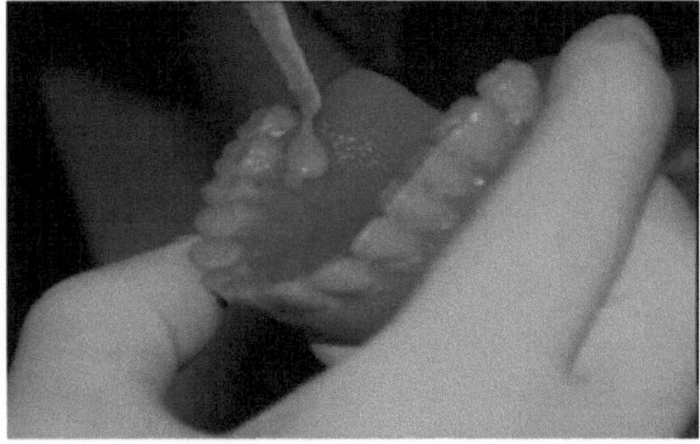

A etiqueta é coberta com resina acrílica auto-polimerizante cor-de-rosa.

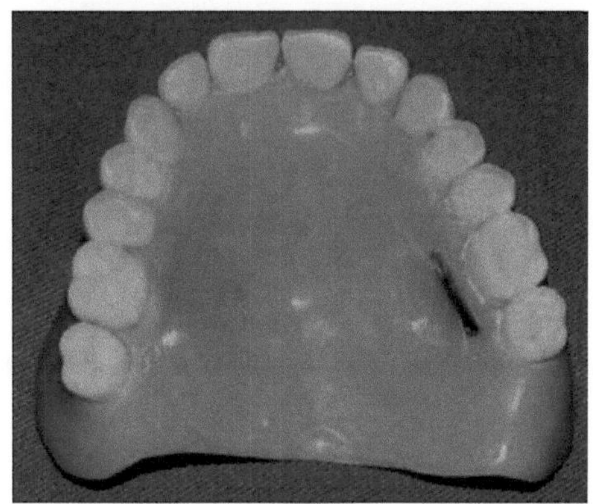

Dentadura, com incorporação, RFID acabada e polida.

Discussão:

Existem várias vantagens na utilização deste sistema de etiquetagem. O dentista, sem necessitar de formação especial ou de um técnico dentário, pode facilmente colocar a etiqueta na prótese, uma vez que todos os consultórios dentários estão equipados para efetuar ajustes protéticos e possuem resina acrílica auto-polimerizável. Devido ao tamanho do tag, não há enfraquecimento real da prótese, como seria de esperar com marcadores metálicos. Caso o paciente necessite de um reembasamento em laboratório, não há necessidade de remover o dispositivo da prótese antes do procedimento de reembasamento e acabamento.

Outra técnica:

Uma técnica simples em que uma etiqueta de leitura/escrita RFID é inserida numa prótese dentária existente. O dispositivo de identificação dentária (DID) descrito consiste num software de computador, um leitor de leitura/escrita portátil e uma etiqueta passiva de leitura/escrita.

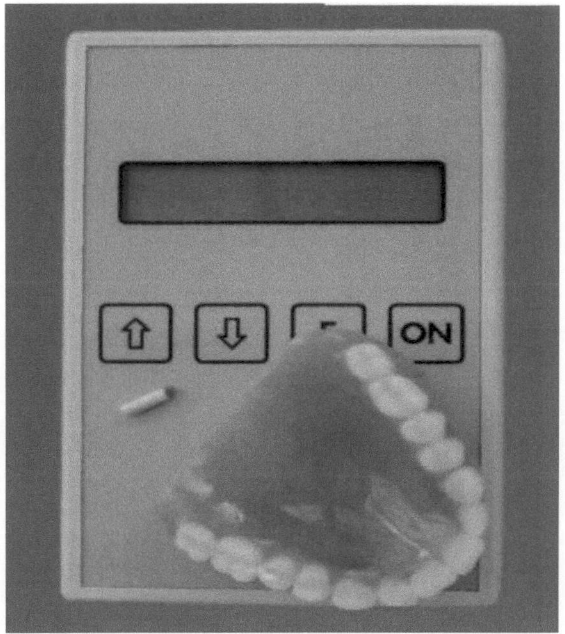

Etiqueta de leitura/escrita, leitor portátil e prótese maxilar.

Técnica:

1. Instalar o programa informático num computador.

2. Ligar o leitor de leitura/escrita portátil e o computador.

3. Ligar o leitor de leitura/escrita e colocar a etiqueta, com 8,5 mm de comprimento e 2,2 mm de diâmetro. Em seguida, introduza no computador as informações de identificação pessoal, como o nome, o número de segurança social, o sexo, o país de origem, o nome do dentista e o número do quarto. Não exceda 32 caracteres alfanuméricos, de acordo com as instruções do fabricante.

4. Desinfetar, limpar e secar a prótese antes de iniciar o processo de incorporação.

5. Cortar um canal, com 10 mm de largura e 3 4 mm de profundidade, na superfície vestibular posterior externa do material de base da prótese, utilizando uma broca de carboneto. Desbastar a superfície da prótese à volta do canal com a broca de carboneto.

6. Incorporar a etiqueta previamente programada no canal

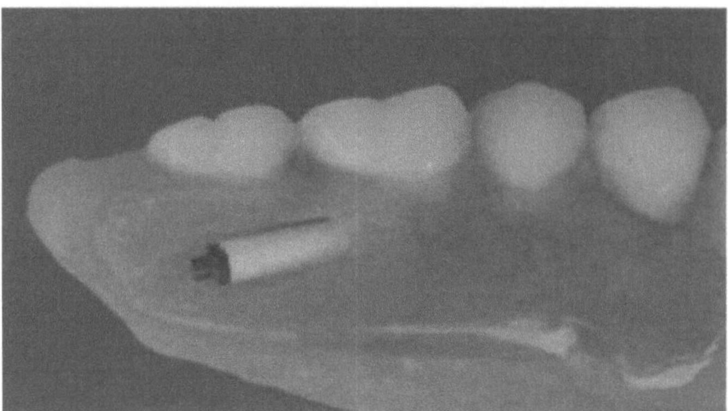

Canal vestibular preparado para etiqueta em prótese total maxilar

7. Colocar o leitor de leitura/escrita perto da prótese removível e verificar a transmissão de dados entre a etiqueta e o leitor de leitura/escrita

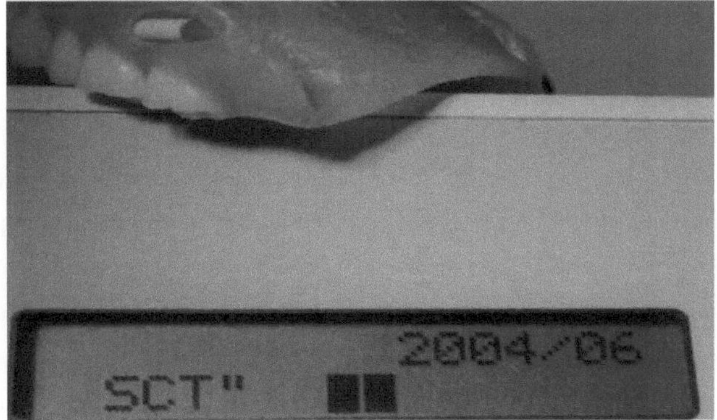

Verificação da transmissão de dados entre a etiqueta e o leitor.

8. Misturar e aplicar uma pequena quantidade de resina acrílica auto-polimerizante pigmentada na etiqueta pré-programada. Retire cuidadosamente quaisquer bolhas de ar retidas. Processe a prótese com a etiqueta num recipiente pressurizado com água morna (100 F, 20 psi) durante 15 a 20 minutos.

9. Remova o excesso de resina acrílica para restabelecer o contorno anterior da superfície da prótese e, em seguida, faça o acabamento e o polimento da superfície para concluir o procedimento

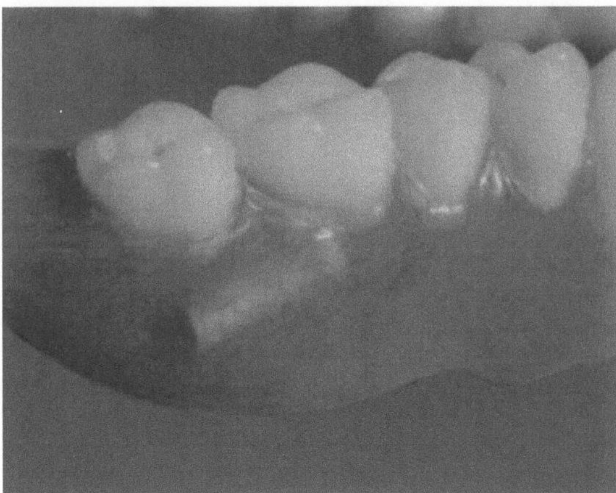

Dentadura completa maxilar aparada e polida com etiqueta incorporada

Discussão

A etiqueta pode ser colocada no momento ou após o processamento. A resina acrílica polimerizada a quente não afecta a etiqueta nem os dados. A etiqueta é visível através da resina acrílica da base da prótese, mas é esteticamente aceitável e não interfere com a função oral devido ao seu tamanho reduzido. A etiqueta é fornecida pelo fabricante embrulhada em plástico opaco de cor rosa que combina bem com a cor da resina, com uma pequena ponta vermelha. O leitor manual deve ser colocado anteriormente ao ponto vermelho e estar alinhado com a orientação da etiqueta. A etiqueta pode ser lida com o leitor a uma distância máxima de 30 mm. O ruído eletromagnético no ambiente, como o dos telemóveis, pode afetar os intervalos de leitura. Os dados podem ser lidos quando as próteses são entregues ao pessoal médico pelos próprios pacientes, proporcionando segurança no que respeita ao acesso à informação.

A etiqueta funciona a 140 kHz. É passivo, não contém bateria e é alimentado pelo leitor. O local mais apropriado para a localização da etiqueta é a superfície bucal posterior, uma vez que esta área é acessível ao leitor e existe frequentemente uma espessura de resina suficiente para que a etiqueta possa ser incorporada sem quaisquer dificuldades técnicas.

Vantagem :

Os dados podem ser modificados a qualquer momento, por exemplo, quando há uma mudança no número do quarto ou da cama para pacientes hospitalizados ou institucionalizados.

Além disso, a técnica de escrita de dados na etiqueta é relativamente simples. A leitura dos dados é automática e não exige qualquer ação por parte do utilizador.

A informação é armazenada na própria pastilha e o leitor portátil pode obter todos os dados da pastilha. Assim, ao contrário do sistema de código de barras, não é necessário ter uma base de dados num computador.

Além disso, os dados não são alterados por métodos padrão de desinfeção de próteses dentárias, tais como limpadores ultra-sónicos e soluções de hipoclorito de sódio a 1%, clorexidina a 4% e perborato de sódio a 4%.[124]

Desvantagem:

- A etiqueta não é à prova de fogo. Outra dificuldade possível surge se for necessário efetuar um novo revestimento.

-

Além disso, esta técnica envolve um leitor portátil, que pode não existir em todos os hospitais ou instituições. Atualmente, o custo deste dispositivo é de 350 dólares americanos e de 5 dólares americanos para a etiqueta de leitura/escrita.

A utilização de microchips só de leitura seria menos dispendiosa, mas a informação contida nesses chips nunca pode ser alterada. De facto, os sistemas de transponder tornaram-se recentemente importantes no domínio da identificação eletrónica.125 Além disso, à medida que o desenvolvimento e a utilização desta tecnologia aumentarem, o custo diminuirá provavelmente. As pastilhas têm capacidade para armazenar 252 bits de dados que representam caracteres alfanuméricos. Não se trata de uma grande quantidade de espaço de dados, mas é suficiente para armazenar informações essenciais como o nome, o número de segurança social, o país de origem, o hospital e/ou o número do quarto. Se necessário, um método para aumentar a quantidade de informação é a utilização de códigos de abreviatura normalizados, por exemplo, códigos da Organização Internacional de Normalização para descrever um país, ou outras abreviaturas facilmente compreensíveis. A profissão deve ser encorajada a marcar rotineiramente todas as próteses dentárias. Este sistema também é aplicável a sobredentaduras implanto-suportadas e à identificação de aparelhos ortodônticos

Uma prótese fixa com identificação por radiofrequência (RFID):

Para conveniência na leitura da informação da etiqueta e no processo de desenho protético, foi colocada uma etiqueta RFID em forma de folha na área vestibular dos molares bilaterais.

O desenho permite assim a deteção direta fora da bochecha com uma modificação mínima da prótese. Além disso, o tamanho relativamente grande dos molares permite um impacto mínimo na estética e na resistência das próteses. Para simular uma bochecha humana, é utilizado um gel de agarose constituído por cerca de 98% de água[126]

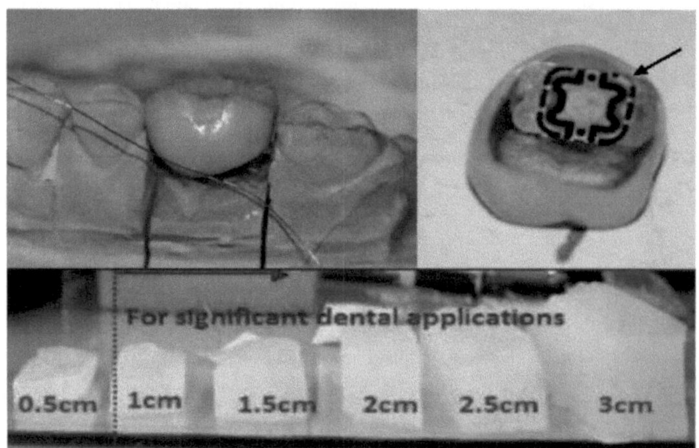

Local de inserção da etiqueta nas próteses dentárias. A zona vestibular dos primeiros molares superiores e inferiores bilaterais proporciona uma área de instalação maior com preocupações estéticas reduzidas. O gel de agarose imita a bochecha bucal para avaliar a distância de deteção do tag.

NÚMEROS DE LOTE EM IMPLANTES DENTÁRIOS:

O calor extremo destrói os dentes e os materiais de restauração dentária convencionais, bem como outros
Identificadores científicos nas vítimas. Devido às suas propriedades físicas, os implantes resistem às condições térmicas
insulto embora a falta de singularidade dos objectos produzidos em massa limite a utilização de implantes em
identificação. A adição de números de lote nos implantes e a capacidade de estes implantes manterem os seus números após uma agressão a alta temperatura aumentaria o peso da prova.

Um estudo indicou que o número de lotes de implantes Straumann™ sobreviveu ao aquecimento a 1125 °C onde foi colocado um pilar.[127]

Os implantes foram aquecidos a 1125 °C e deixados a esta temperatura durante cinco minutos. Foram tiradas fotografias dos implantes dentro do forno a intervalos de 100 °C, começando a 600 °C. No final da experiência, o forno foi desligado e a porta aberta para permitir que os implantes arrefecessem lentamente. À temperatura ambiente, os implantes foram novamente fotografados antes de serem retirados. De seguida, foram examinados por microscopia ótica e as câmaras internas dos corpos dos implantes foram fotografadas digitalmente.

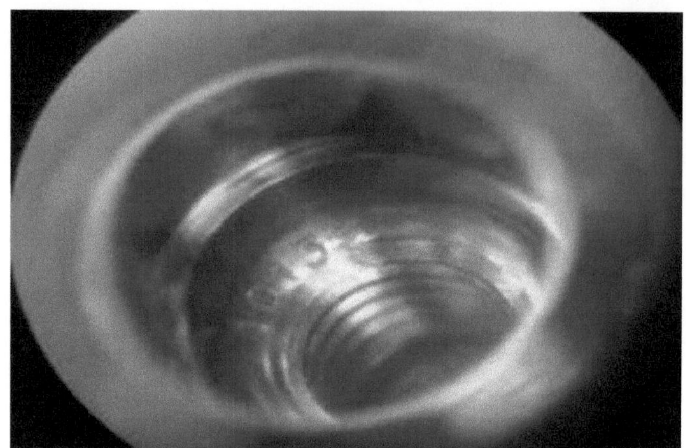

Número de lote claramente visível no implante antes da incineração.

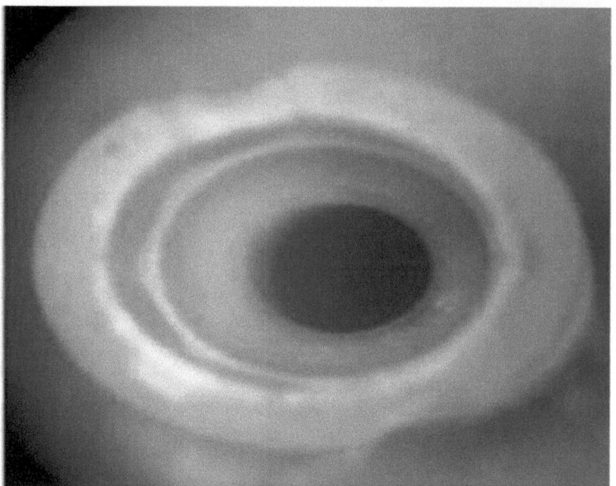

Implante sem pilar após incineração, número não visível.

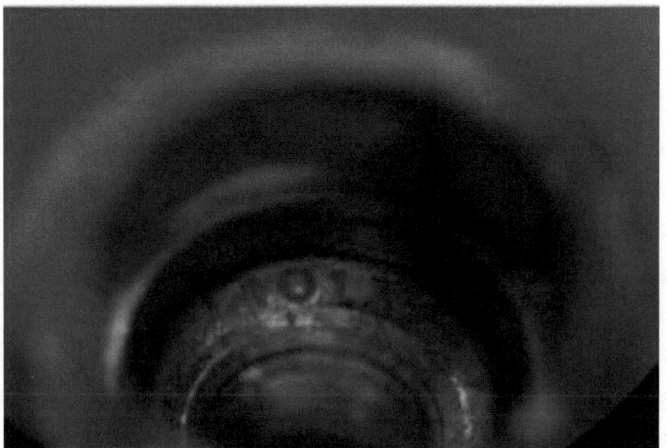

Implante com pilar após incineração e após remoção do pilar. Número visível.

O número de implantes, a largura e o comprimento dos mesmos, juntamente com a informação do agente da empresa fornecedora desses implantes específicos, poderia restringir a pesquisa para encontrar o cirurgião dentista que os colocou. A ligação dos números dos lotes às notas dos cirurgiões aumentaria o peso das provas que ligam a identificação dessa vítima.

RESUMO E CONCLUSÕES

Em qualquer catástrofe de grandes proporções, a confiança na identificação dentária torna-se essencial porque os dentes e as restaurações são as partes mais duradouras do corpo humano. Foram propostos vários métodos para a marcação de dentaduras, mas é importante utilizar um método que seja simples, prático, acessível e universalmente aceite. A identificação de pessoas desconhecidas ou desaparecidas através da marcação de dentaduras é um método de identificação muito bem sucedido na investigação forense.

Também é útil para doentes que residem em hospitais e lares comunitários onde as dentaduras podem ser extraviadas, particularmente durante a limpeza pelo pessoal, onde existe a possibilidade de perda ou confusão. A importância da marcação de próteses deve ser enfatizada por todas as autoridades responsáveis pela aplicação da lei e deve ser promovida entre todos os dentistas, com o objetivo de a tornar um procedimento dentário de rotina obrigatório em todo o mundo.

O dentista deve sempre informar o doente de forma clara e motivada sobre os benefícios da marcação da prótese. A marcação da dentadura não pode ser inserida se o doente recusar. A medicina dentária forense não é um ramo recente da medicina dentária. Sempre fez parte da ciência forense. A utilização de dentes, amostras de biópsia, saliva, próteses e outros meios auxiliares revolucionaram a ciência forense. Os dentes e os ossos faciais são resistentes ao fogo, às queimaduras e podem ainda ser recuperados de locais de desastre para utilização.

A recuperação de ADN a partir de amostras dentárias tornou-se fácil com os avanços nas técnicas de PCR; por conseguinte, a identificação genética de indivíduos tornou-se fácil. Os amelóglifos e a estimativa da idade através de marcadores bioquímicos são alguns dos avanços recentes neste domínio, que dão margem para investigação e normalização futuras. Por último, mas não menos importante, até as dentaduras e as pontes marcadas com números de identificação e iniciais podem ser utilizadas na identificação de pessoas em caso de catástrofes em massa.

A odontologia forense pode, portanto, ser considerada como uma das áreas mais importantes da ciência forense no que diz respeito à "identificação da pessoa". O método mais aceitável de marcação de dentaduras, tendo em conta a economia e a simplicidade da técnica, é a técnica de incorporação de folha de chumbo, banda metálica sueca e cartão lenticular. O sistema de código de barras e o microchip permitem o armazenamento de grandes quantidades de informação, mas a um preço elevado. Além disso, ambos os sistemas necessitam de um leitor portátil ou de um computador para ler os dados

Deve ser sempre oferecida ao paciente a possibilidade de marcar as suas próteses com um número pessoal ou qualquer outra forma de marcação que seja útil para revelar a identidade da pessoa durante as investigações.

BIBLIOGRAFIA

[1] . Keiser-Neilsen S. Bristol: John Wright and Sons; 1980. Pessoa Identificação através dos dentes.

[2] . Keiser-Neilsen S. Odontologia forense. Int Dent J 1968; 18:668-81.

[3] . Larry Williams 2013 Uma introdução à medicina dentária forense.

[4] . Holden, J. L., J. G. Clement, e Phakey, Age and temperature related alterações na ultra-estrutura e composição do mineral ósseo humano. JBoneMinerRes, 1995.10(9):p.1400-9.

[5] . Avon SL. Odontologia forense: os papéis e responsabilidades do dentista. J Can Dent Assoc2004; 70:453-8.

[6] . Departamento de Segurança Interna dos EUA. Operacional de Mortuária de Desastre
Equipa de Resposta (DMORT). Disponível em: http://www.phe.gov/Preparedness/responders/ndms/teams/ Pages/dmort.aspx. Acedido em 17 de junho de 2013

[7] . Swanson HA. Medicina dentária forense. J Am Coll Dent 1967; 34 :174-80.

[8] . English WR, Summitt JB, Oesterle L J, Brannon RB, Morlang WM. "Individualidade das rugas palatinas humanas". J Forensic Sci 1988; 33:718-26.

[9] . Luthra R, Arora S, Meshram S. Marcação de dentaduras para identificação forense
usando cartão de memória: uma técnica inovadora. J Indian Prosthodont Soc 2012;12(4):231-5.

[10] . Dumancic J, Kaic Z, Njemirovskij V, Brcik H, Zecevic D. Dental identificação após duas catástrofes de grandes dimensões na Croácia. CMJ. 2001;429(6):657- 662

[11] . Rai B, Anand SC. Role of forensic odontology in tsunami disasters. Internet J Forensic Sci. 2007;2:1540-2622

[12] . Stimson PG, Mertz CA. Forensic dentistry. New York: CRC Press; 1997. p. 1-45.

[13] . Acharya AB, Sivapathasundharam B. Odontologia Forense. In: Rajendran R, Sivapathasundharam B. Editores. Livro de Texto de Patologia Oral de Shafers.

5 th ed. Elsevier: Nova Deli; 2006. p. 1199-227.

[14] . Saxena S, Sharma P, Gupta N. Estudos experimentais de odontologia forense
para auxiliar no processo de identificação. J Forensic Dent Sci 2010 Jul-Dez; 2(2):69-76.

[15] . Shetty P, Raviprakash A. Forensic odontology in India, an oral pathologist's
perspetiva. J Forensic Dent Sci 2011;3:23-6

[16] . Fiske J, Graham T, Gelbier S: Identificação de dentaduras para pessoas idosas.
Britisth Dental Journal, 1986; 161(12):448-449.

[17] . Stevenson RB: Marcação de dentaduras para identificação. O Jornal de Prosthetic Dentistry, 1987; 58(2): 255.

[18] . Heath JR, Zoitopoulos L, Griffiths C: Métodos simples para dentaduras identificação: Um ensaio clínico. Journal of Oral Rehabilitation, 1988; 15(6): 587-592.

[19] . Oliver B: Um novo sistema de marcação de próteses de inclusão. Quintessência
International, 1989; 20(1): 21-25.

[20] . Lamb DJ: Um método simples para a identificação permanente de próteses dentárias. O
Journal of Prosthetic Dentistry, 1992; 67(6):894.

[21] . DIMASHKIEH E AL-SHAMMERY : Restauro fixo gravado em Journal of Prosthetic Dentistry · junho de 1993 DOI: 10.1016/0022-3913(93)90166-L

[22] . Ryan et al em 1993 Ryan LD, Keller JB, Rogers DE, Schaeffer L. Clear barra em T de resina acrílica utilizada na identificação de próteses. J Prosthet Dent. 1993; 70:189-90.

[23] . Berry FA, Logan GI, Plata R, Riegel R: Uma técnica pós-fabricação para identificação de dispositivos protéticos. The Journal of Prosthetic Dentistry, 1995; 73(4): 341-343.

[24] . Coss P, Wolfaardt JF: Sistema de identificação de próteses. O Jornal de Dentisteria protética, 1995;74(5):551-552

[25] . Alexander PM, Taylor JA, Szuster FS, Brown KA. Uma avaliação de atitudes e extensão da prática de marcação de dentaduras na Austrália do Sul. Aust Dent J. 1998;43:337-41

[26] . Ling BC: Sistema de microetiquetagem de próteses por computador. O Jornal de
Prosthetic Dentistry, 1998; 79(3):363-364.

[27] . Bansal PK, Sharma A, Bhanot R. Etiquetagem de próteses: Uma nova abordagem.
Contemp Clin Dent.2011; 2(2):76-78.

[28] . Indira A P, Gupta M, David MP. Padrões de rugas palatinas para estabelecer
individualidade. J Forensic Dent Sci 2012;4:2-5

[29] . Nuzzolese E., Di Vella G. Investigação radiológica digital em medicina dentária forense
investigação: estudos de caso. Minerva Stomatol. 2012; 61 (4):165-173.

[30] . Thomas T, Muruppel AM, N Dinesh, Gladstone S, George N. Dentaduras em
Identificação forense - uma revisão dos métodos e benefícios. J Adv Med Dent Scie2014;2(1):85-94.

[31] . Venkateshwaran R, Manoharan P S, Karthigeyan S, Konchada J, Ramaswamy M, Janardhanam D. Marcadores de prótese: Uma comparação. J Indian Acad Dent Spec Res 2014;1:9-11

[32] . Ragendra baad et al Proposta de um número de identificação nacional para os dentistas
próteses como código de identificação pessoal universal - Uma revolução na odontologia forense J Forensic Dent Sci. 2015 May-Aug; 7(2): 84-89

[33] . Brannon RB, Kessler HP. Problemas na identificação dentária de desastres em massa
uma revisão retrospetiva. J Forensic Sci. 1999; 44: 123-7.

[34] . Woodward JD. Marcação de dentaduras para identificação. J Am Dent Assoc.
1979;99:59-60.

[35] . Haines DH. Identificação em desastres em massa a partir de próteses dentárias. Int J
Dentista Forense. 1973;1:11-15.

[36] . Richmond R, Pretty IA. Métodos contemporâneos de etiquetagem dentária próteses - uma revisão da literatura. J Forensic Sci. 2006; 51: 1120-6

[37] . Friedman RB, Cornwell KA, Lorton L. Características dentárias de um grande
população militar útil para a identificação. JForens Sci. 1989; 6: 1357-64.

[38] . Campanha da morgue sobre o escritor de crimes: British Dental Journal 2012; 212:
523-24.

[39] . Khare P, Chandra S, Raj V, Verma P, Subha G, Khare A. Status of odontologia forense no metro e na cidade de nível 2 na Índia urbana. J Forensic Dent Sci. 2013;5:134-7

[40] . Wilson HJ , Mansfield MA, Heath JR, Spence D. 8ª ed., Londres. London: Blackwell Scientific Publications; 1987. Tecnologia dentária e materiais para estudantes; pp. 397-401.

[41] . Pyke TF. Identificação pessoal a partir de próteses artificiais. Aust Dent J 1970;15:495-8.

[42] . Seals RR Jr, Seals DJ. Odontologia hospitalar: A importância da dentadura identificação. Spec Care Dentist 1985;5;164-8

[43] . Millet C, Jeanin C. Incorporação de microchips para facilitar a prótese identificação por marcação de radiofrequência. J Prosthet Dent 2004;92;588-90

[44] . Harvey W, Butler O, Furness J, Laird R. The bigger murder. Dental, aspectos médicos, policiais e jurídicos de um caso "de certa forma único, difícil e intrigante". J Forensic Sci Soc 1966;8;157-219. .

[45] . Dorion RB. Marcação de dentaduras. J Can Dent Assoc (Tor) 1972;38;14.

[46] . Patil MS, Patil SB, Acharya AB. Rugas palatinas e seu significado em dentisteria clínica. J Am Dent Assoc 2008;139;1471-8.

[47] . Jayakrishna Babu P, Mohan TK, Jyothi A (2012) Role of dentists in man desastres naturais: uma revisão. Indian J Forensic Odontol 5(1):25-32

[48] . F.M.Loss. Identificação de dentaduras. J ProsthetDent 1958;8:940-941

[49] . Data P, Sood S. Os vários métodos e benefícios da etiquetagem de dentaduras. J
Ciência Dentária Forense 2010;2(2):53-58

[50] . Stevenson RB: Marcação de dentaduras para identificação. J Prosthet Dent, 1987;58(2): 255.

[51] . Cunningham M, Hoad-Reddick G (1993) Attitudes to identification of dentaduras: a perspetiva dos pacientes. Quintessence Int 24:267-270hb

[52] . Jagdev PS, Mehrotra P, Rastogi N. Forensic orthodontics - An Inovação. Indian J Forensic Odontol 2009;2:9-12.

[53] . Nalawade, et al: Código de barras para identificação de próteses dentárias jfds 26 de julho de 2016,
IP: 182.74.23.65

[54] . Colvenkar SS. Cartão lenticular: Um novo método de identificação de próteses dentárias.
Indian J Dent Res 2010;21:112-4.

[55] . Borrman H, Thomas CJ, Engstrom EU. Marcação de próteses. Clínica e aspectos técnicos. J Forensic Odontostomatol1995;13(1):14-7

[56] . Spiechowicz E, Glanz PO, Axell T, Chmielewski W. Exposição oral ao níquel-
contendo liga dentária de pessoas com reacções cutâneas hipersensíveis ao níquel. Dermatite de Contacto 1984; 10:206-11

[57] . Thomas CJ. O papel da dentadura na identificação: Uma revisão. J Forensic Odontostomatol 1984;2: 13-6.

[58] . Milward PJ, Shepherd P, Brickley MR (1997) Automatic identification
a. de aparelhos dentários. Br Dent J 182:171-174

[59] . Ryan LD, Keller JB, Rogers DE, Schaeffer L. Barra em T de resina acrílica

transparente
utilizados na identificação de próteses. J Prosthet Dent. 1993;70:189-90.
[60] . Anehosur GV, Acharya AB, NadigerRK. Utilidade do paciente
fotografia como marcador para identificar utilizadores de próteses dentárias na
Índia Gerodontology 2010;27:272-7.
[61] . Colvenkar SS. Cartão digital micro seguro: Um novo método para
dentaduras
identificação J Forensic Dent Sci. 2014 Set-Dez; 6(3): 183-186.
[62] . Agulolu S, Zortuk M, Beydemir K. Denture Bar-coding. Novo horizonte
Br
Dent J 2009; 206:589-590
[63] . Ling BC, Nambiar P, Low KS, Lee CK. ID do laser de vapor de cobre
Etiquetagem em próteses e restaurações metálicas. J Forensic Odontostomatol. 2003; 21: 17-22.
[64] . P.D.S.ST. Pierre, Uma nota sobre o ponto de fusão do dióxido de titânio, J. Am. Ceram. Soc. 35 (7) (1952) 188
[65] . C.H.Stavrianos, N. Petalotis, M. Metska, I. Stavrianou, C. H. Papadopoulos, valor da marcação de identificação em dentaduras, Balk . J. / Stomatol. 11 (20 07) 212 - Err
[66] . Petersen, LC. Lip Prints (tese apresentada à Universidade Nacional, La Jolla, CA, EUA, março de 2006 para o Mestrado em Ciências Forenses).
[67] . Heath JR (1987) Identificação de próteses: uma abordagem simples. J Oral Rehabil
14:147-163
[68] . Lose FM (1958) Identificação de próteses. J Prosthet Dent 8(6):940-941
[69] . Padmanabhan TV, Gupta RK (2009) Marcação de próteses: uma
introdução
e revisão. J Forensic Dent Sci 1(1):11-16
[70] . Cotter WA, Chaney SA (1988) Uma identificação cosmética conservadora
conceito para aparelhos protéticos. J Can Dent Assoc 54:601-604
[71] . Reeson MG, Dip HE (2001) Uma técnica de inclusão simples e pouco

dispendiosa

para identificação de próteses. J Prosthet Dent 86:441-442

[72] . Rajan M, Julian R (2002) Um novo método de fabrico de próteses utilizando

microchips. J Forensic Odontostomatol 20(1):1-5

[73] . Venkat Nag PR, Shenoy K, Amalkanth K (2006) Dentures in forensic identificação: uma técnica simples e inovadora. J Indian Prosthodont Soc 6:75-77

[74] . Rajendran V, Karthigeyan S, Manoharan S (2012) Marcador de prótese utilizando um

código de barras bidimensional. J Prosthet Dent 107:207-208

[75] . Millet C, Jeannin C (2004) Incorporação de microchips para facilitar a prótese

identificação por marcação de radiofrequência. J Prosthet Dent 92(6):588-590

[76] . Nuzzolese E, Marcario V, Di Vella G (2010) Incorporação da rádio etiqueta de identificação por frequência em próteses dentárias para facilitar o reconhecimento e a identificação humana forense. Open Dent J 4:33-36

[77] . Madrid C, Korsvold T, Rochat A, Abarca M (2012) Radiofrequência (RFID) de próteses dentárias em instituições de cuidados prolongados. J Prosthet Dent 107:199-202

[78] . Suzuki K, Tsuchihashi Y. Uma nova tentativa de identificação pessoal por meio de

da impressão labial. Can Soc Forensic Sci 1971;4:154-8

[79] . Williams TR. Impressões labiais: Outro meio de identificação. J Forensic Indent

1991;41:190-4

[80] . Ball J. O estado atual das impressões labiais e a sua utilização na identificação. J

Odontostomatologia Forense 2002;20:43-6

[81] . Prabhu RV, Dinkar AD, Prabhu VD. Recolha de impressões labiais como método forense

provas no local do crime: Uma visão. J Oral Health Res 2010;1:129 35

[82] . Sivapathasundaram B, Prakesh PA, Siva Kumar G. Impressões labiais (Cheiloscopia).
Indian Dent Res 2001;12:234 -7
[83] . Prabhu RV, Dinkar AD, Prabhu VD, Rao PK. Cheiloscopia: Revisitado. J Ciência Dentária Forense 2012;4:47 -52
[84] . Paliwal A, Wanjari S, Parwani R. A rugoscopia palatina estabelece a identidade. J
Forensic Dent Sci 2010; 2(1):27-31.
[85] . Velden AV, Spiessens M, Willems G. Análise e comparação de marcas de dentadas
utilizando tecnologia de perceção de imagem. J Forensic Odontostomatol 2006 ; 24:14-17.
[86] . Sweet D, Pretty I A. Um olhar sobre a medicina dentária forense - parte 2: os dentes como armas
de violência - identificação de autores de marcas de mordida. Br Dent J 2001; 190: 415-41
[87] . Hinchliffe J. Forensic odontology, parte 4. Marcas de dentadas humanas. Br Dent J.
2011 Abr 23;210(8):363-8
[88] . Sweet D, Lorente J A, Lorente M, Valenzuela A, Villanueva E. An improved método para recuperar saliva da pele humana: a técnica do esfregaço duplo. J Forensic Sci 1997; 42: 320-322
[89] . Sweet D. Marcas de mordedura humanas: exame, recuperação e análise. Em Bowers
C M, Bell G L(ed) Manual of Forensic Odontology. 3ª ed.pp148-
170. Colorado Springs: Sociedade Americana de Odontologia Forense, 1995
[90] . Johansen R J, Bowers C M. Digital analysis of bite mark evidence (Análise digital de provas de marcas de dentadas). Santa
Barbara, CA, EUA: Forensic Imaging Services, 2003.
[91] . Rohland N, Hofreiter M. Extração de ADN antigo de ossos e dentes.
Nat Protoc 2007;2:1756-62

[92] . Marjanovic D, Durmic Pasic A, Bakal N, Haveric S, Kalamujic B, Kovacevic L, et al. DNA identification of skeletal remains from the World War II mass sepulturas descobertas na Eslovénia. Croat Med J 2007; 48: 513-9. 27.

[93] . Alvarez GA, Muñoz I, Pestoni C, Lareu MV, Rodríguez Calvo MS, Carracedo A. Efeito de factores ambientais na análise de PCR-DNA da polpa dentária. Int J Leg Med 1996; 109: 125-9.

[94] . Shiroma CY, Fielding CG, Lewis Jr JA, Gleisner MR, Dunn KN. A técnica minimamente destrutiva para amostragem de pó de dentina para teste de ADN mitocondrial. J Forensic Sci 2004; 49:791-5.

[95] . Gaytmenn R, Sweet D. Quantificação do ADN forense de várias regiões de dentes humanos. Sci2003;48:622-5

[96] . Velden AV, Spiessens M, Willems G. Análise e comparação de marcas de mordidelas
utilizando tecnologia de perceção de imagem. J Forensic Odontostomatol 2006;24:14-17.

[97] . Saxena S, Sharma P, Gupta N. Estudos experimentais de odontologia para auxiliar no processo de identificação. J Forensic Dent Sci 2010 Jul-Dez; 2(2):69-76.

[98] . Olze A, Pynn BR, Kraul V, Schulz R, Heinecke A, Pfeiffer H, Schmeling A. Estimativa da idade dentária baseada na erupção do terceiro molar em pessoas da primeira nação do Canadá. J Forensic Odontostomatol2010; 28(1):32-38.

[99] . American Board of Forensic Odontology; Directrizes de identificação e marcação de pontos.
Disponível em: http://www.abfo.org/resources/id-bitemark-guidelines. Acedido: 17 de junho de 2013

[100] . Bóscolo FN, Almeida SM, Neto FH, Oliveira AEF, Tuji FM. Uso fraudulento
de imagens radiográficas. Journal of Forensic OdontoStomatology. 2002; 20(2):25-30.

[101] . Michelinakis G, Sharrock A, Barclay CW. Identificação de implantes dentários

através da utilização do Software de Reconhecimento de Implantes (IRS). International Dental Journal. 2006; 56(4):203-8.

[102] . Piciorus I, Capatina C, Sarbu A, Hostiuc S. Ossos acessórios e crescimento cartilagens: fontes de erros na avaliação do trauma forense. Relatos de casos e revisão da literatura. Jornal Romeno de Medicina Legal. 2008; 16(2):109-16.

[103] . Hostiuc S, Curca GC, Dermengiu D, Rusu M. Bitemark analysis in legal medicina - revisão da literatura. Jornal Romeno de Medicina Legal. 2008; 16(4):289-98.

[104] . Berketa JW, Hirsch RS, Higgins D, James H. Reconhecimento radiográfico de

implantes dentários como ajuda na identificação do falecido. Journal of Forensic Sciences. 2010; 55(1):66-70.

[105] . Popa FM, Stefanescu CL, Corici PD. Valor forense da mandíbula antropometria na estimativa do género e da idade. Jornal Romeno de Medicina Legal. 2009; 17(1):45-50.

[106] . Albrektson T, Zarb G. O implante osseointegrado Branemark. Chicago: Quintessência; 1989

[107] . Sackstein M, Cardash HS. Identificação radiográfica de implantes dentários em

Israel. Refu'at ha-peh veha-shinayim (1993). 2005; 22(1).

[108] . Wadhwani C, Hess T, Faber T, Piñeyro A, Chen CSK. Um estudo descritivo

da densidade radiográfica de cimentos restauradores de implantes. O Jornal de Dentisteria Protética. 2010; 103(5):295-302.

[109] . Landt J. Shrouds of Time, the History of RFID. Publicação AIM2001, disponível em: http://www.aimglobal.com

[110] . Spekman RE, Sweeney II PJ. RFID: do conceito à implementação. Int J Phys Dist Logist Manage 2006; 36(10): 736-54.

[111] . Finkelzeller K. The RFID handbook, 2ª edição, Nova Iorque: John Wiley &

Sons 2003.

[112] . Want R. Uma introdução à tecnologia RFID. IEEE Computação Pervasiva 2006; 5(1): 25-33

[113] . Kabachinski J. Uma introdução à RFID. Biomed Instrum Technol2005; 39(2): 131-4.

[114] . Knels R. Identificação por radiofrequência (RFID): uma experiência em medicina transfusional. Série ISBT Sci 2006; 1: 238-41

[115] . Rusconi G. Etiqueta nos pulsos dos pacientes no hospital niguarda em Milão (artigo
em italiano) 2006

[116] . Fry EA, Lenert LA. MASCAL: Rastreio RFID de pacientes, pessoal e equipamento para melhorar a resposta dos hospitais a eventos com vítimas em massa. AMIA Annu Symp Proc 2005; pp. 261-5

[117] . Meyer HJ, Chansue N, Monticelli F. Implantação de radiofrequência (RFID) na identificação de vítimas de catástrofes (DVI). Forensic Sci Int 2006; 157(2-3): 168-71

[118] . Thevissen PW, Poelman G, De Cooman M, Puers R, Willems G. Implantação de uma etiqueta RFID em molares humanos para reduzir o difícil trabalho de identificação forense. Parte 1: Princípio de funcionamento. Forensic Sci Int 2006; 159 (Suppl 1): S33-9.,

[119] . Thevissen PW, Poelman G, De Cooman M, Puers R, Willems G Implantação de uma etiqueta RFID em molares humanos para reduzir o trabalho árduo de identificação forense. Parte 2: propriedades físicas. Forensic Sci Int 2006; 159 (Suppl 1) : S40-6.

[120] . Ilic C. Using tags to make teeth. RFID J 2004. Disponível: www.rfidjournal.com/arti clevi ew/1206/1/1

[121] . Bengtsson A, Olsson T, Rene N, Carlsson GE, Dahlbom U, Borrman H. Frequência de edentulismo e marcação de identificação de próteses removíveis em unidades de cuidados continuados. J Oral Rehabil 1996;23(8): 520-3

[122] . Bernitz H, Blignaut J. Uma técnica de inclusão para marcação de dentadura.J Foren
Odontostomatol 1998; 16: 14-6.

[123] . Rotzscher K, Bedrich MR, Jurisch R, Peitsch P. Marcação eletrónica de dentaduras.
J Forensic Odontostomatol 1999; 17: 27-9.
[124] . Pavarina AC, Pizzolitto AC, Machado AL, Vergani CE, GiampaoloET. Um protocolo de controlo de infecções: eficácia de soluções de imersão para reduzir o crescimento microbiano em próteses dentárias. J Oral Rehabil 2003;30:532-6
[125] . Quer R. RFID. A chave para automatizar tudo. Sci Am 2004 ; 290:56-65.
[126] . Uma prótese fixa com identificação por radiofrequência (RFID) e a sua Aplicações em Odontologia Clínica au SMT Vol. 3 No.2 (2013).
[127] . J. Berketa , V. Marino, H. James ,Survival of batch numbers within dental implantes após incineração como auxílio à identificação, J Forensic Odontostomatol 2010;28:1:1-4

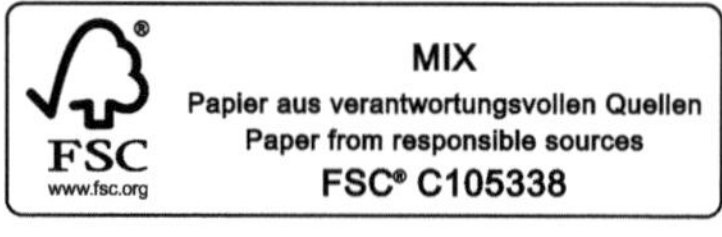

Printed by Books on Demand GmbH, Norderstedt / Germany